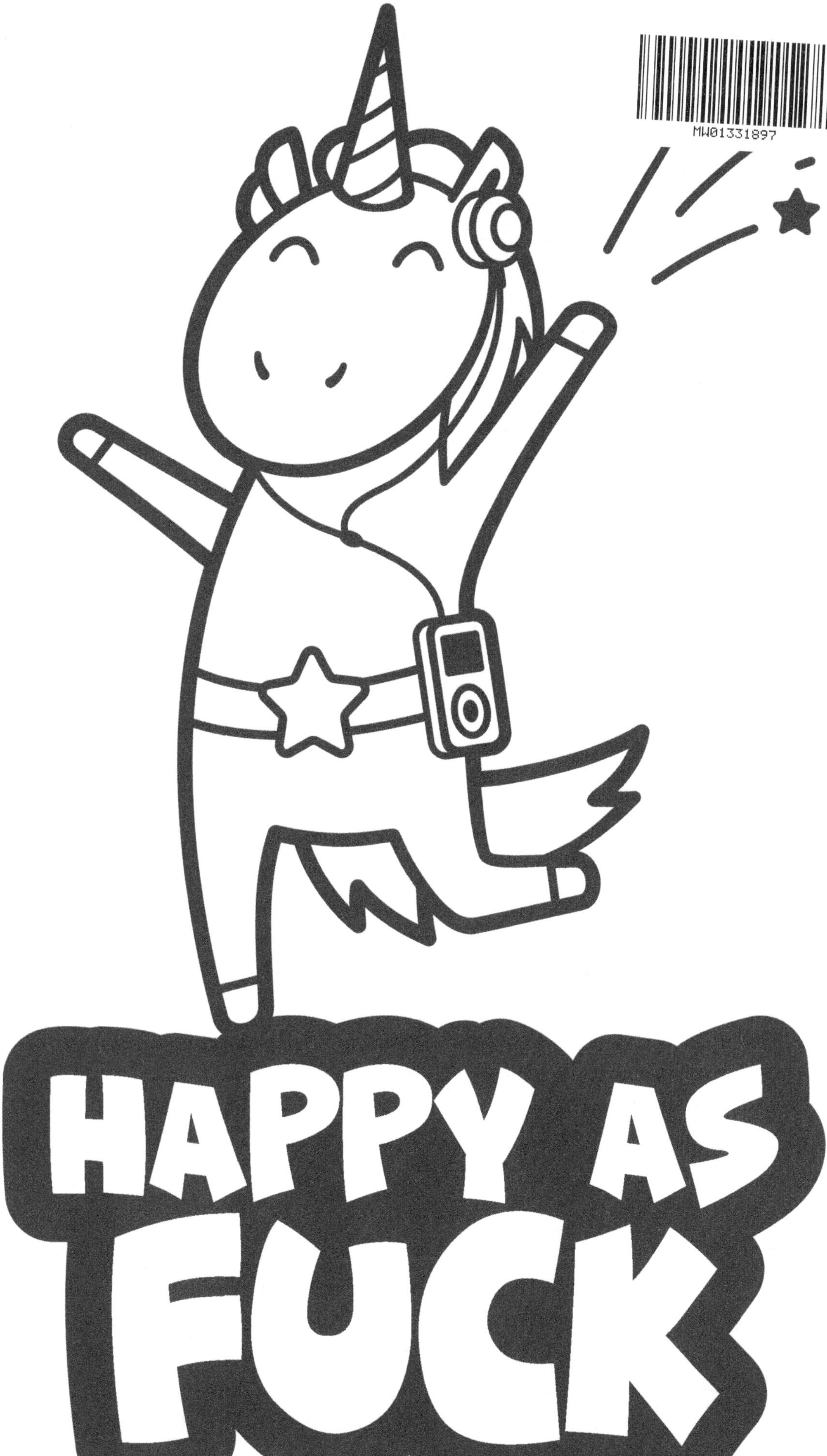
HAPPY AS
FUCK

Oh Dear

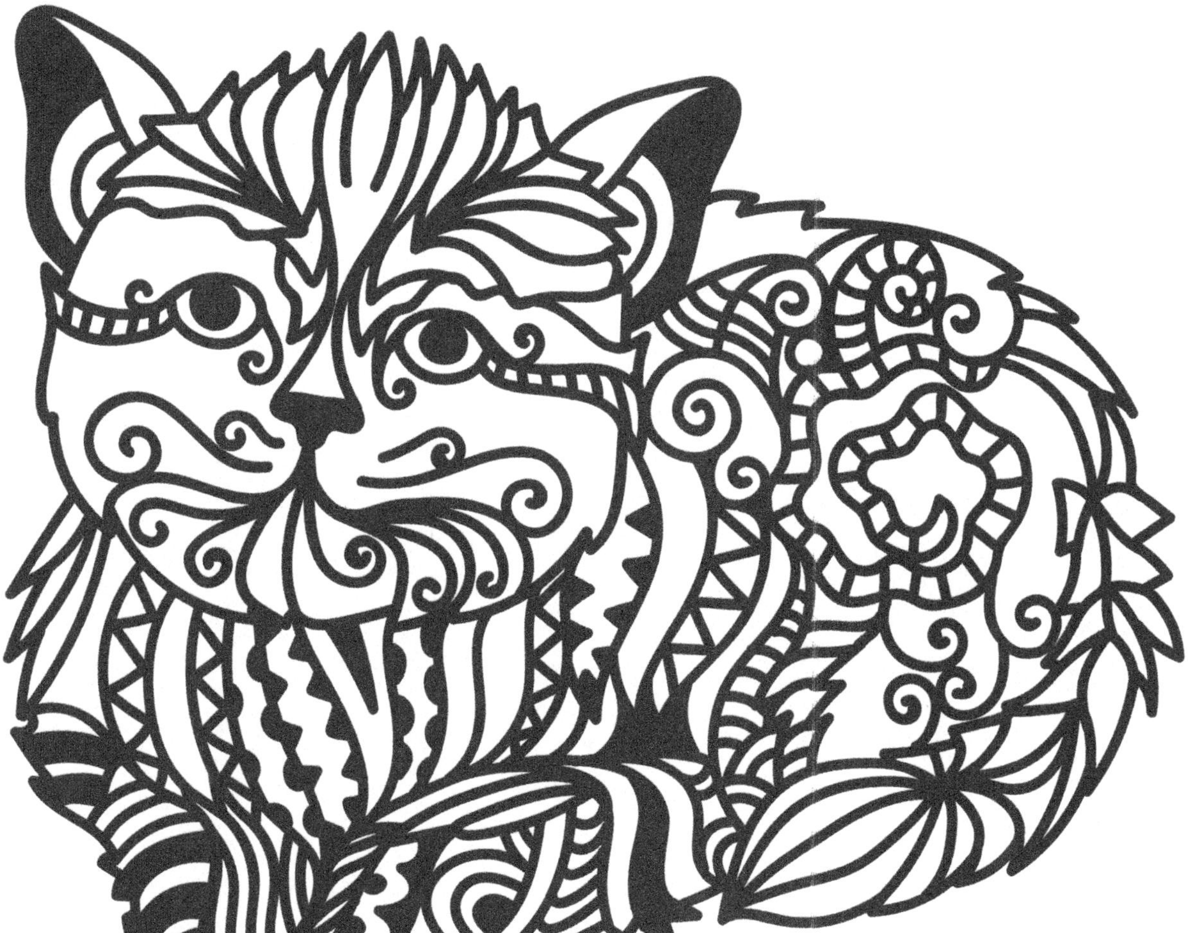

I forgot to give a fuck.

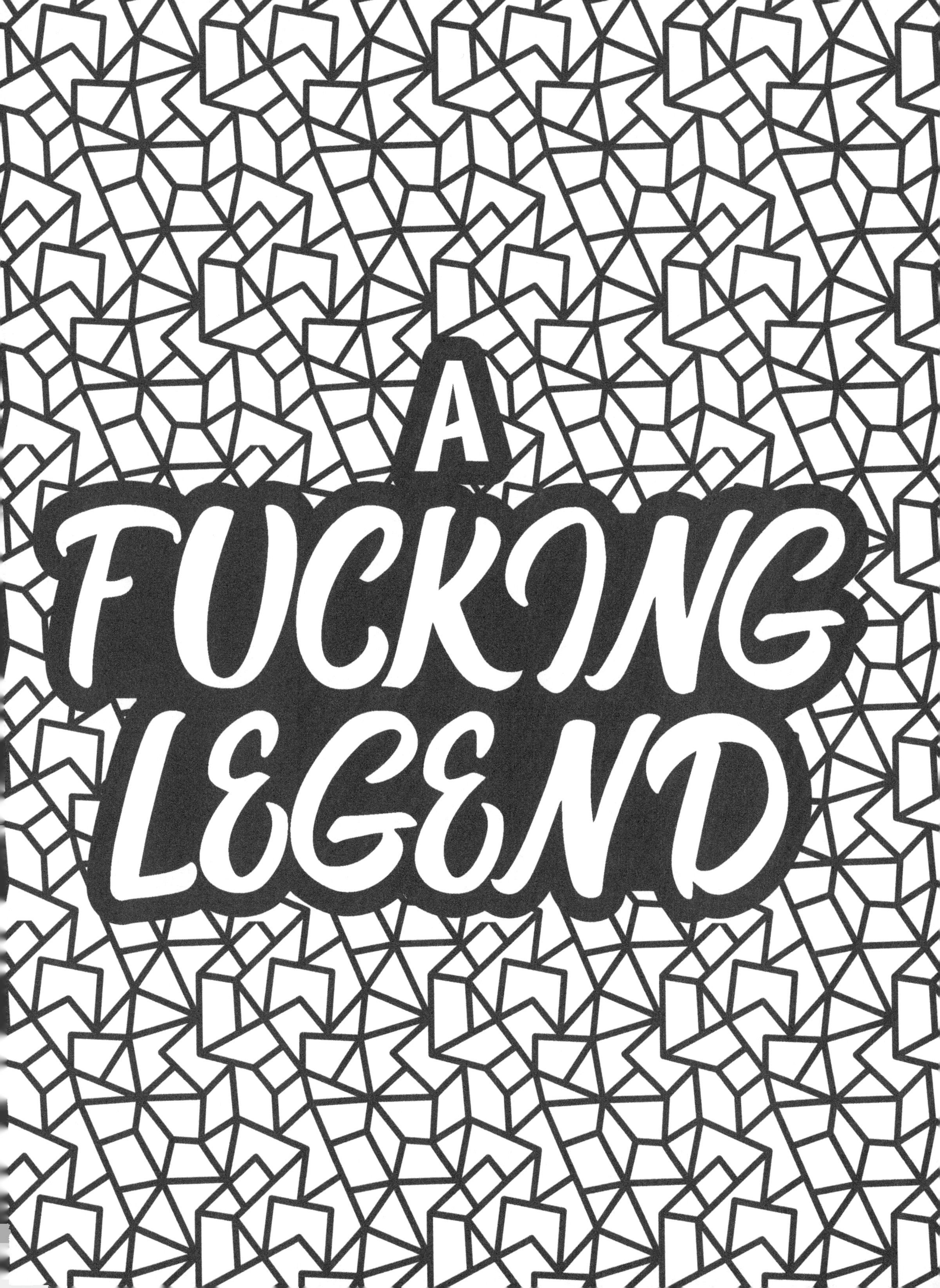
A
FUCKING
LEGEND

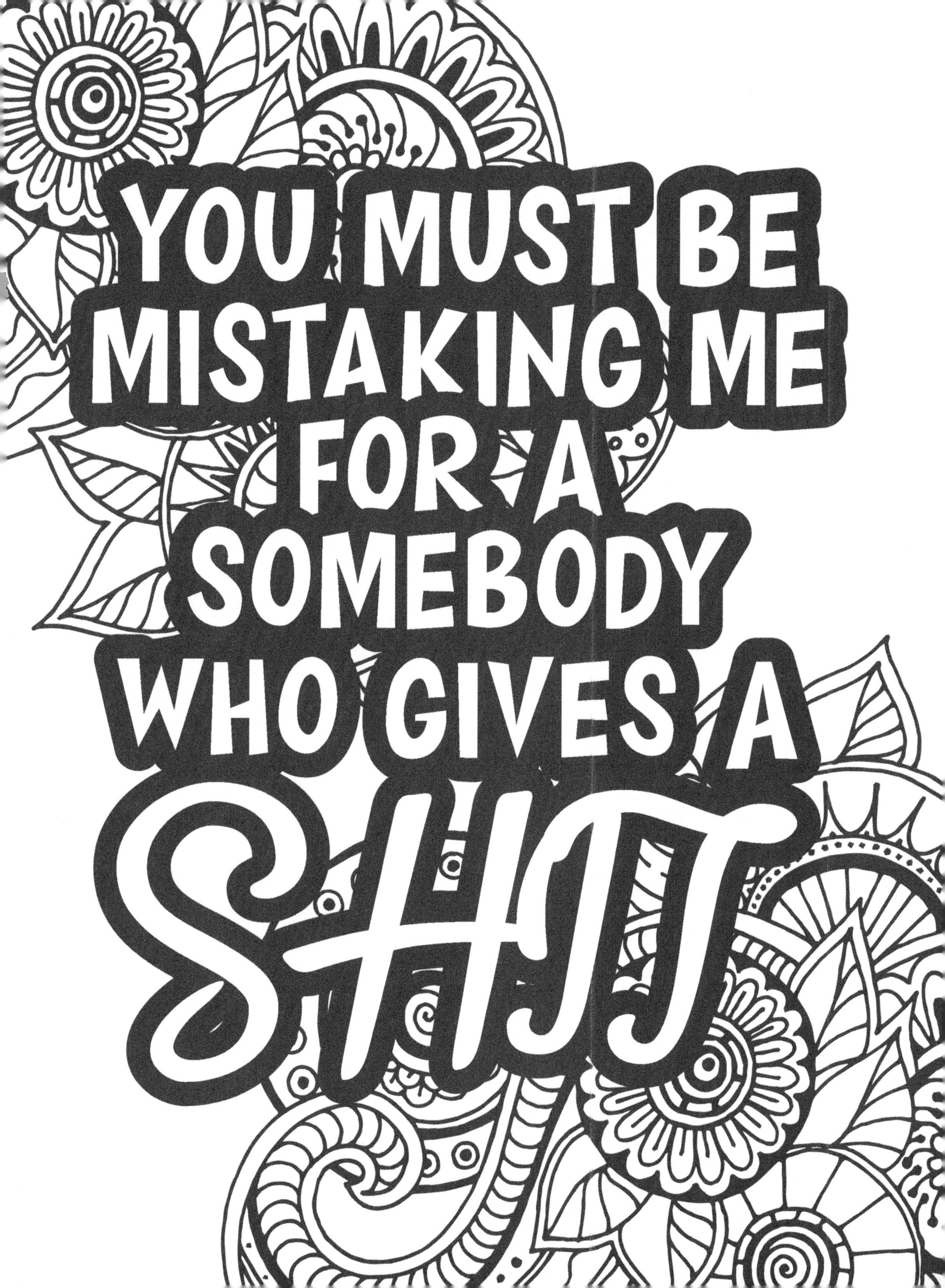
YOU MUST BE
MISTAKING ME
FOR A
SOMEBODY
WHO GIVES A
SHIT

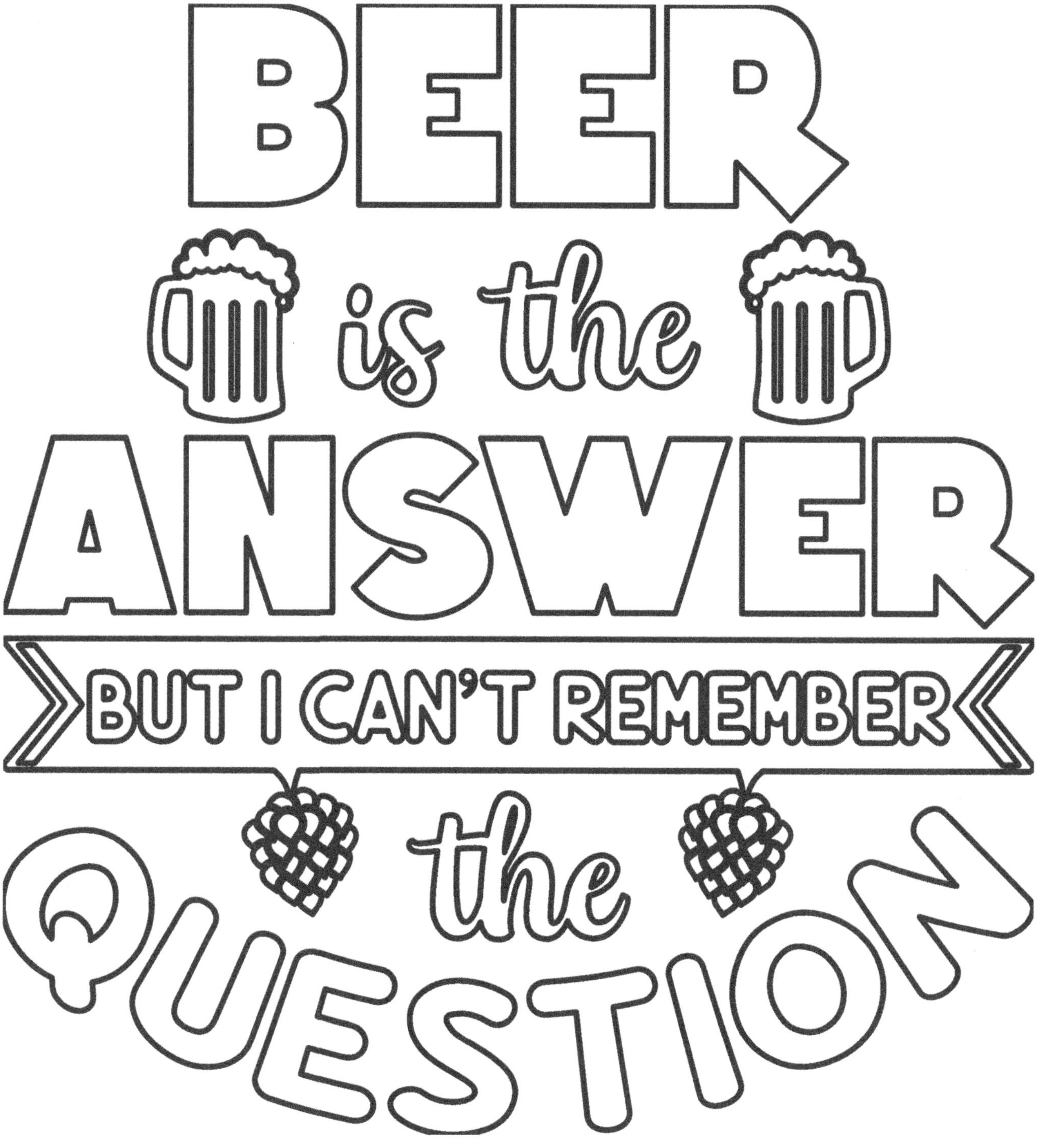
BEER
is the
ANSWER
BUT I CAN'T REMEMBER
the
QUESTION

It's WINE O'clock

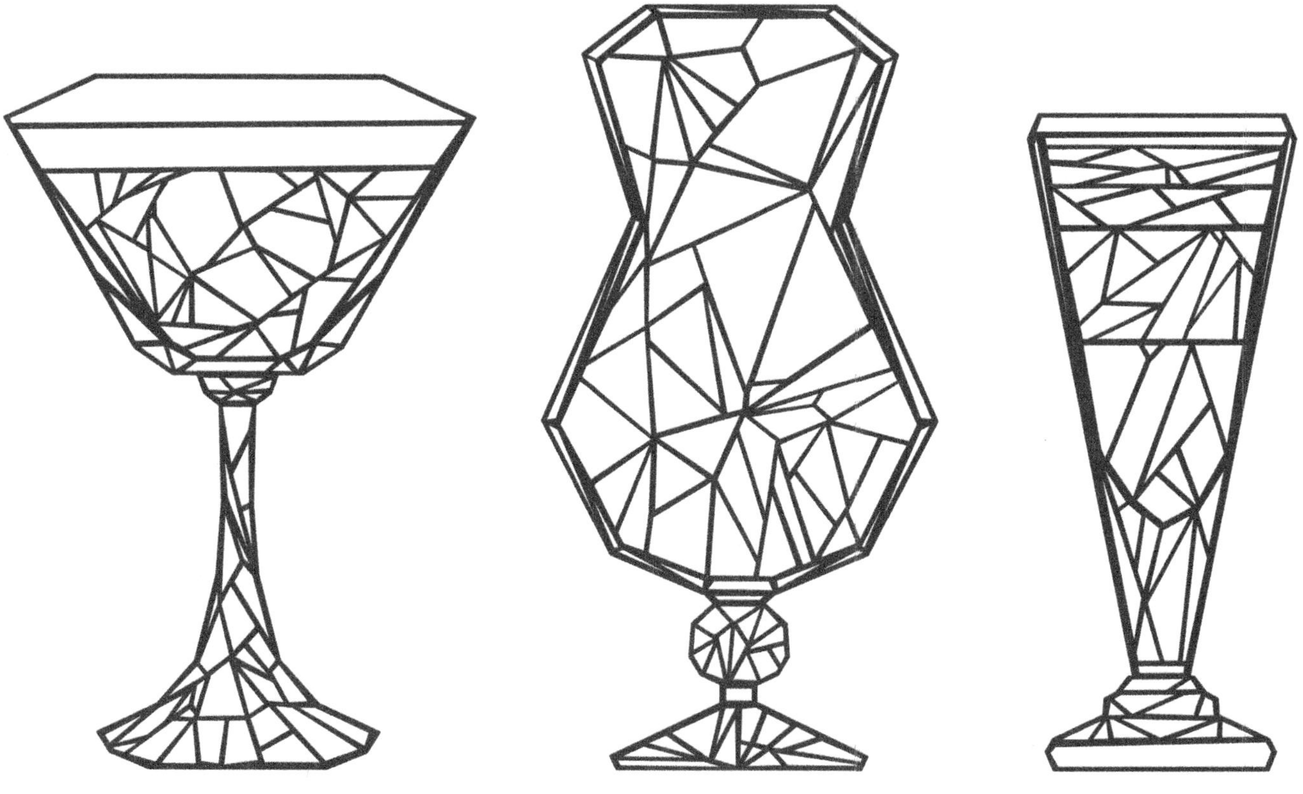

SORRY

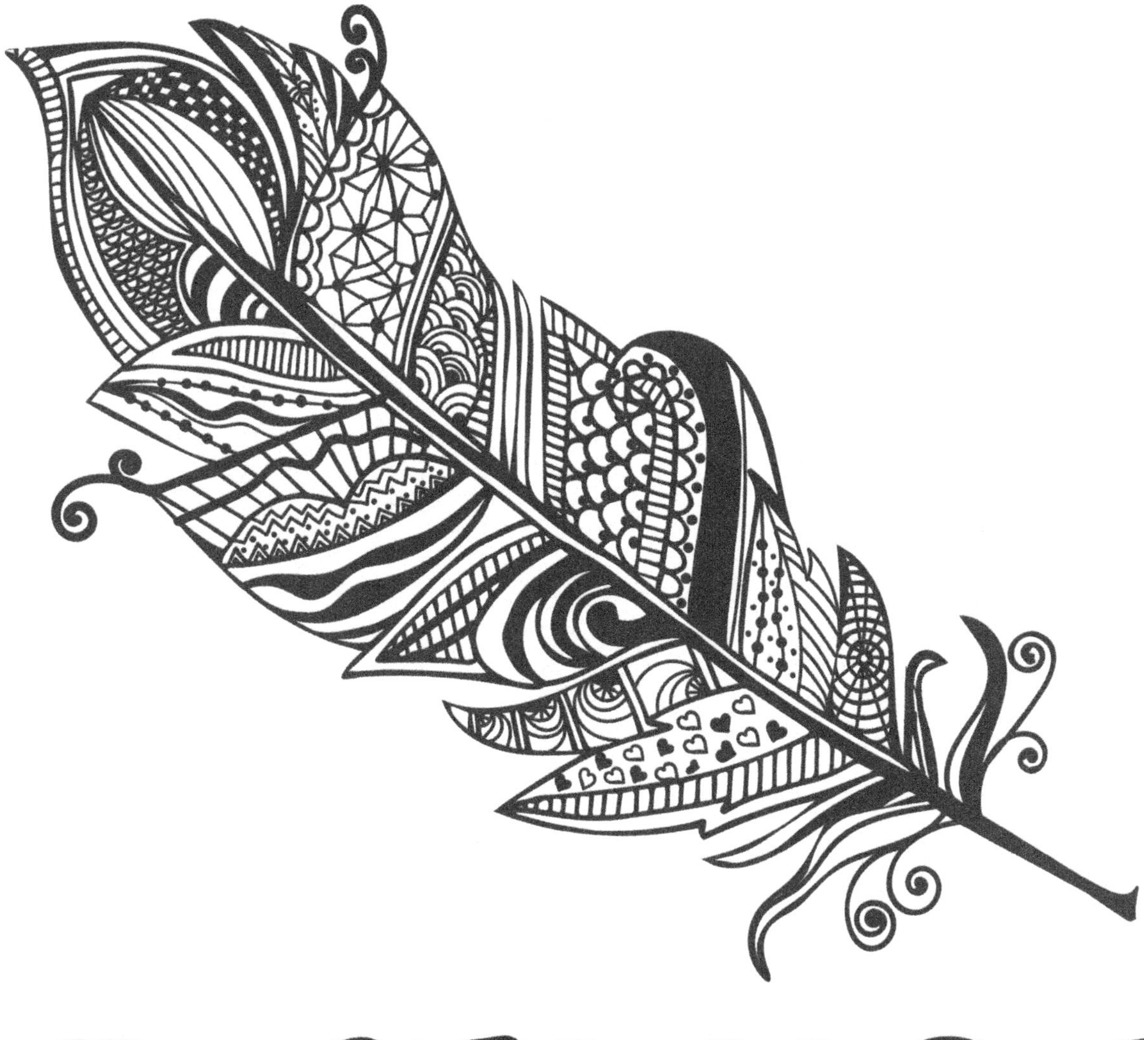

I'M DONE HELPING ASSHOLES TODAY

ARE YOU

FUCKING KIDDING ME?

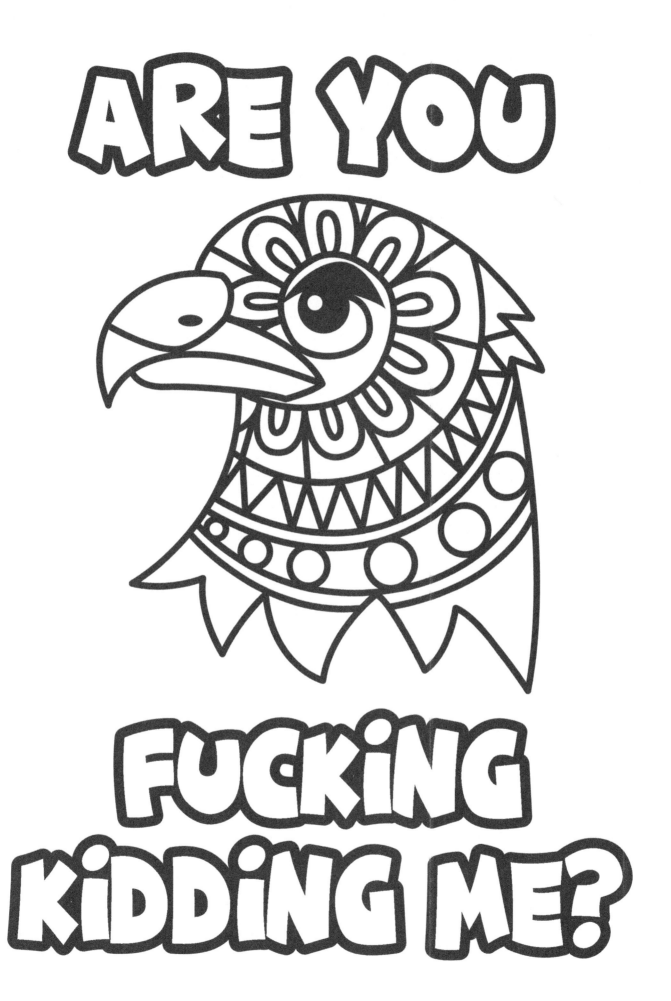

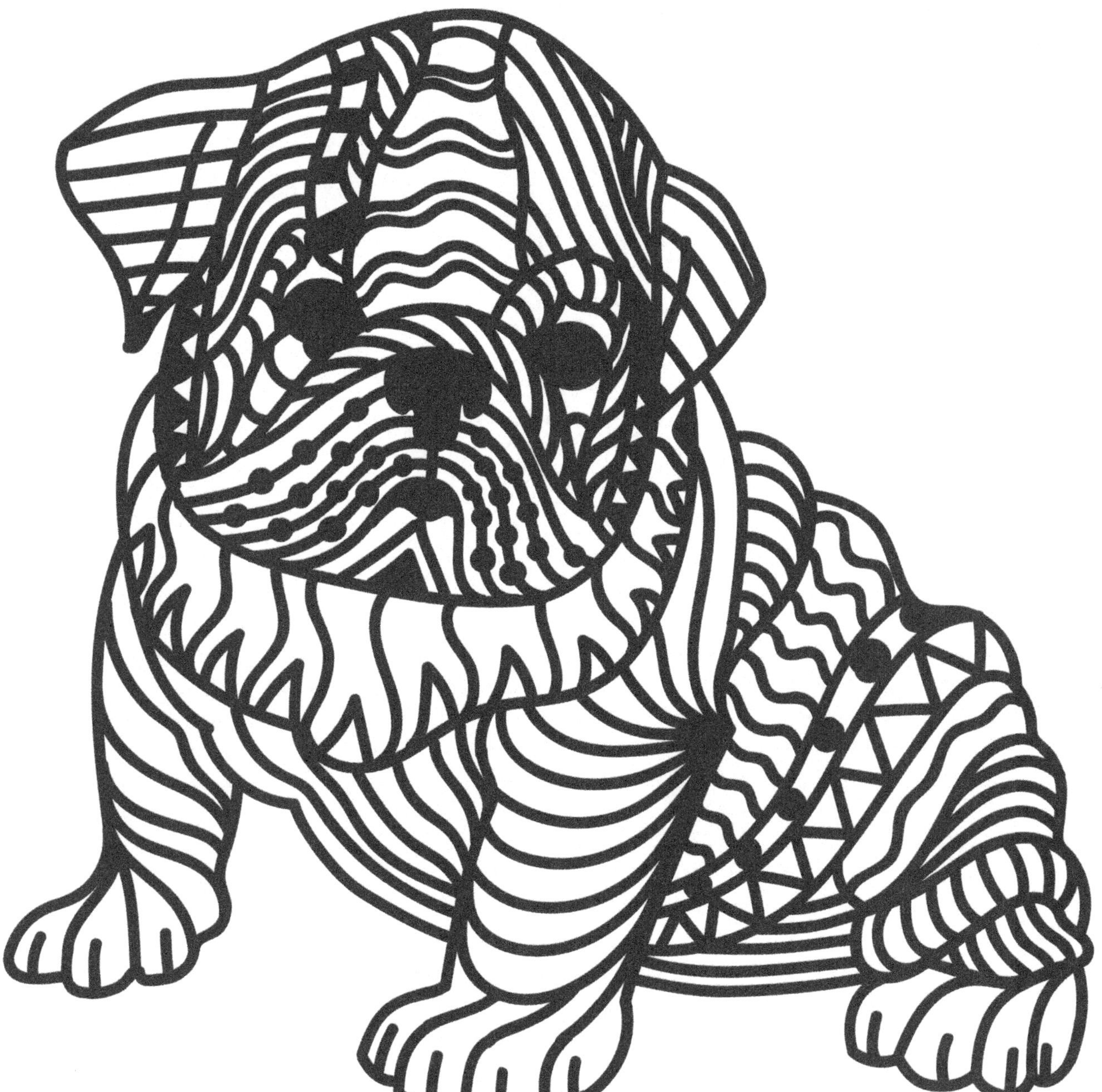

BOLLOCKS

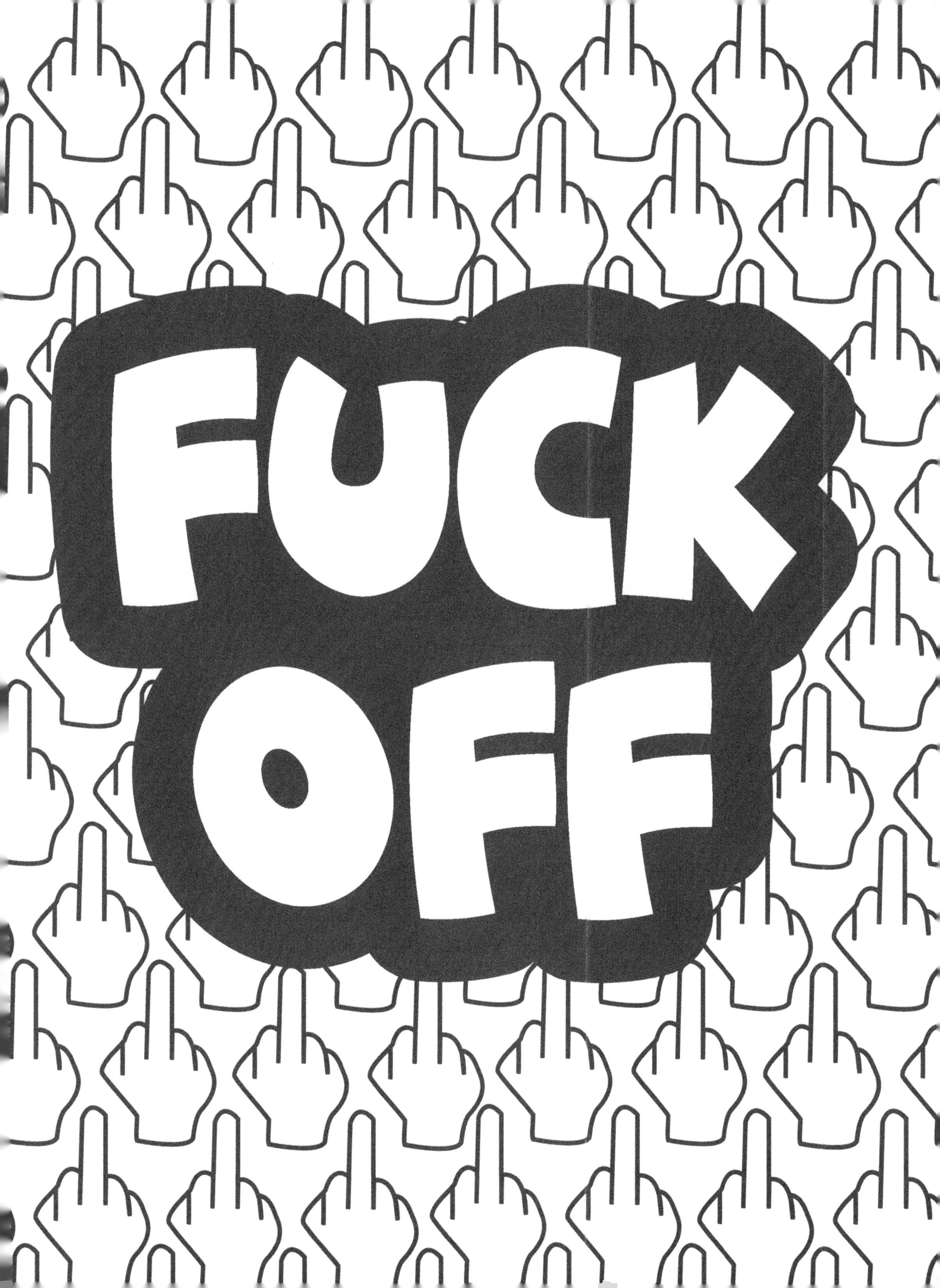
FUCK
OFF

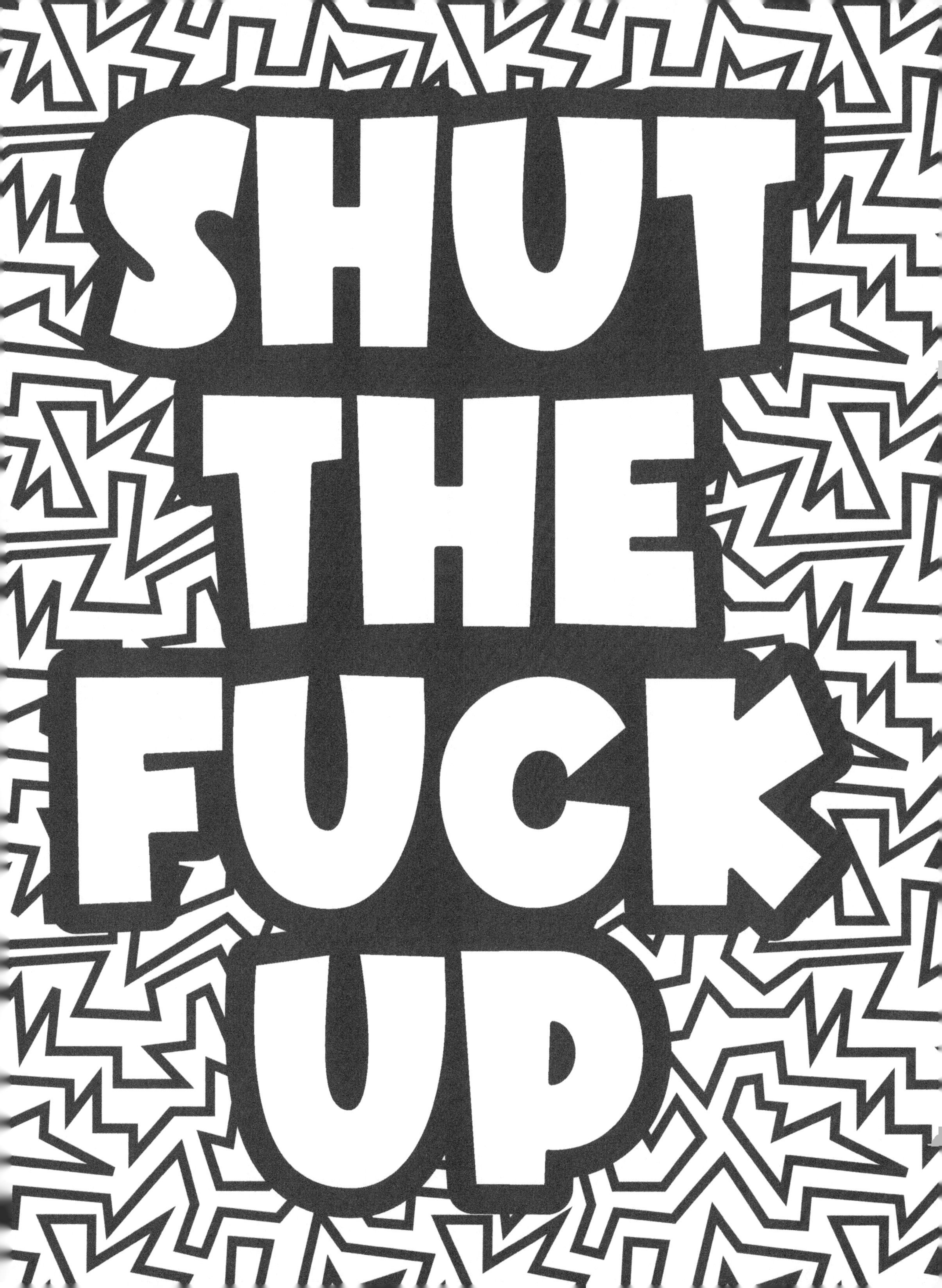
SHUT THE FUCK UP

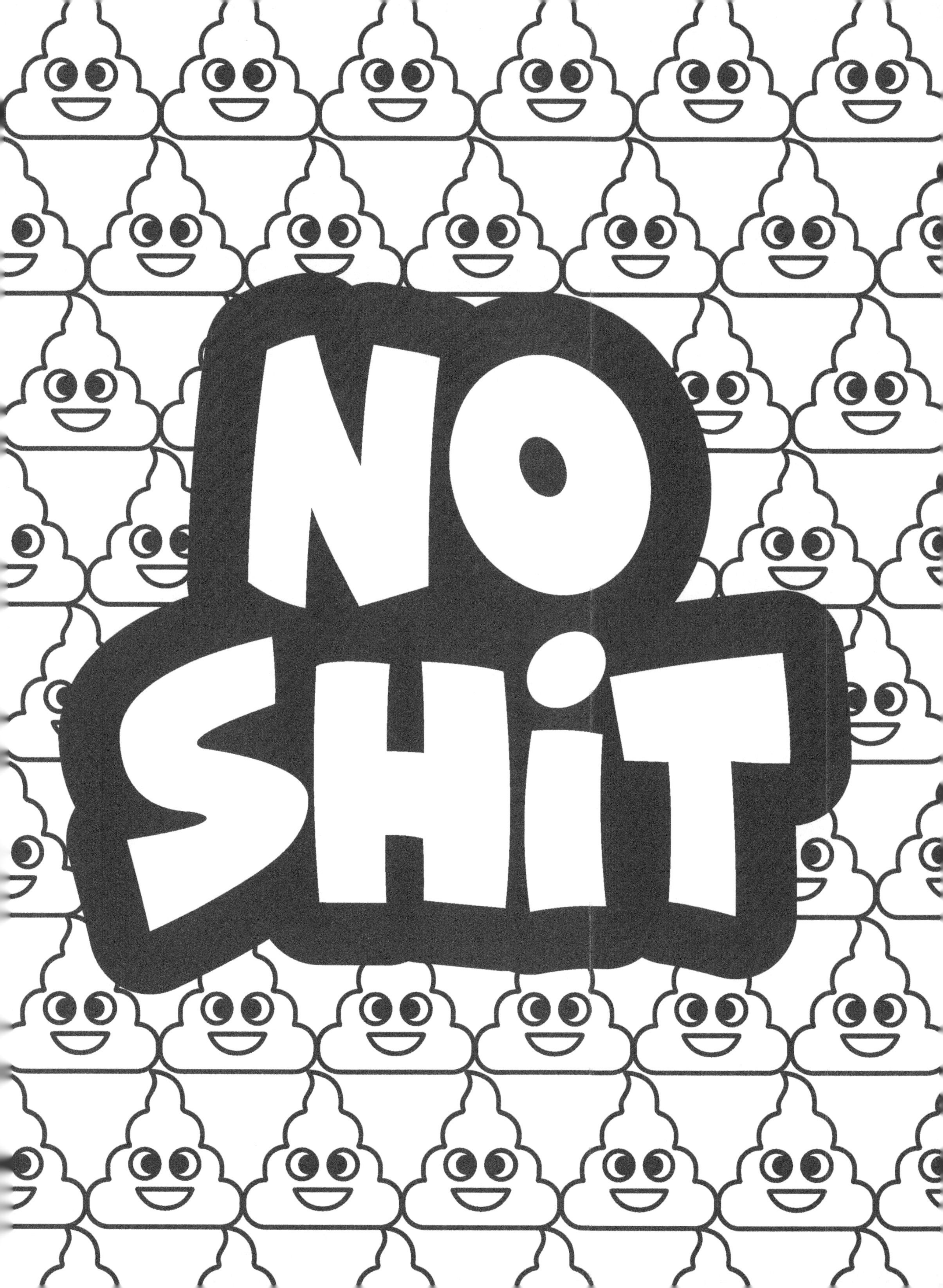
NO
SHiT

STUDIES HAVE SHOWN THAT INTELLIGENT PEOPLE SWEAR MORE THAN

STUPID

MOTHERFUCKERS

I'VE GOT A BAD CASE OF THE FUCK ITS

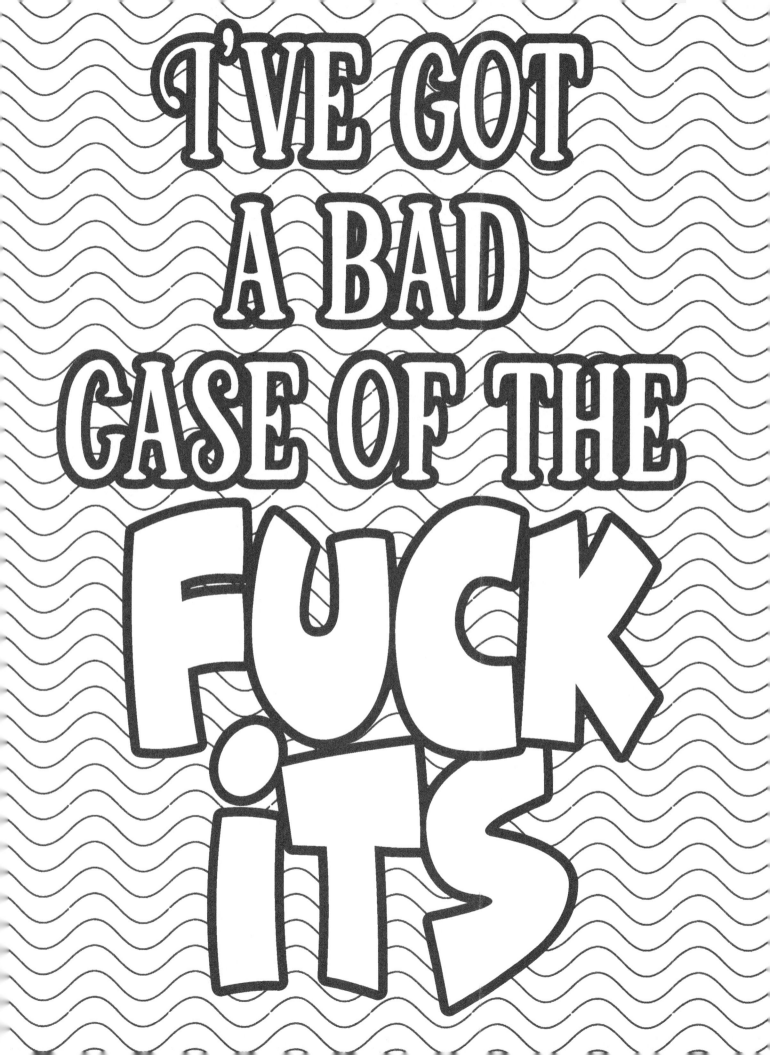

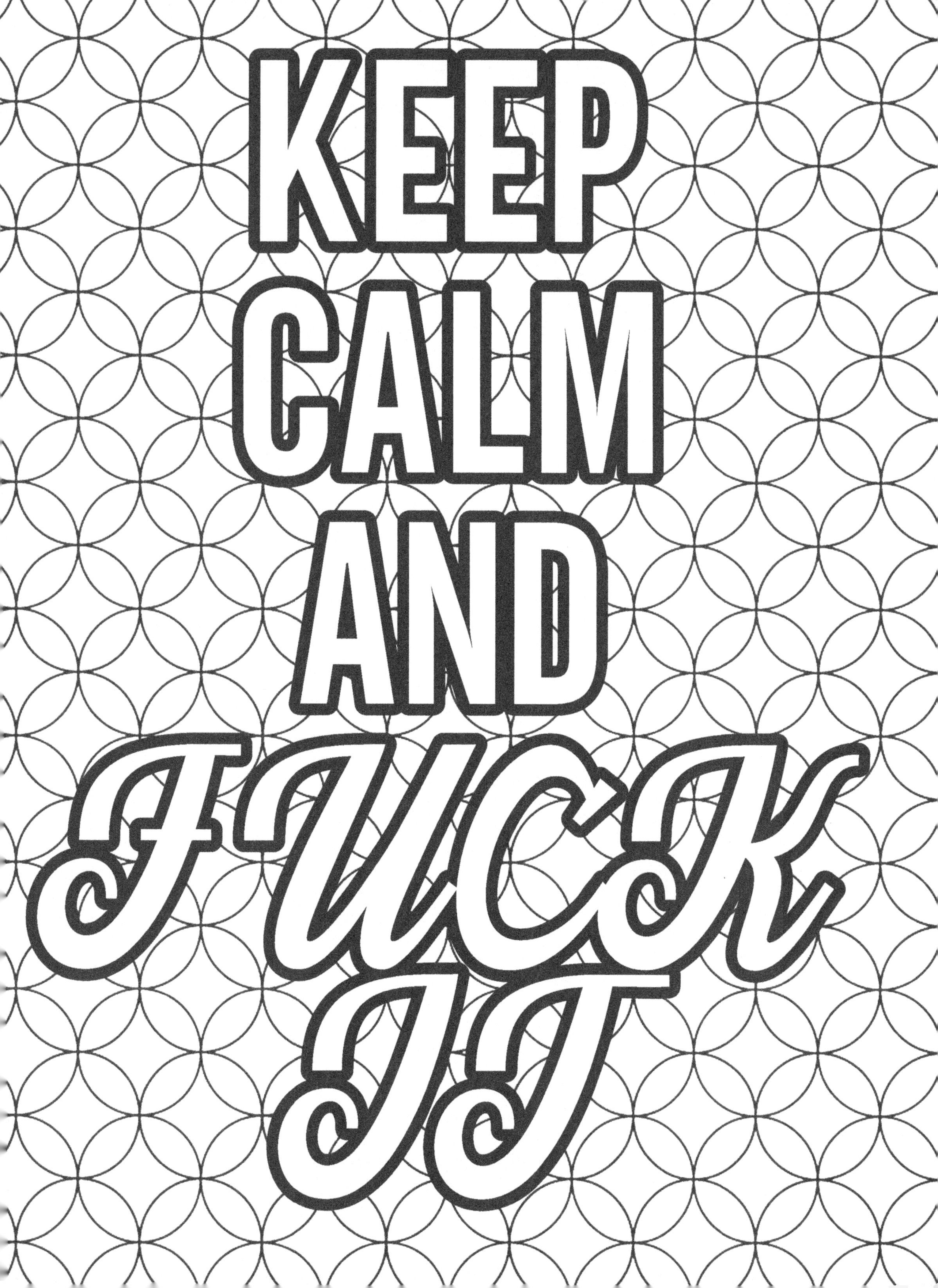
KEEP
CALM
AND
FUCK
IT

Listen.
Smile.
Agree.

THEN DO WHATEVER
THE FUCK YOU WERE
GOING TO DO ANYWAY

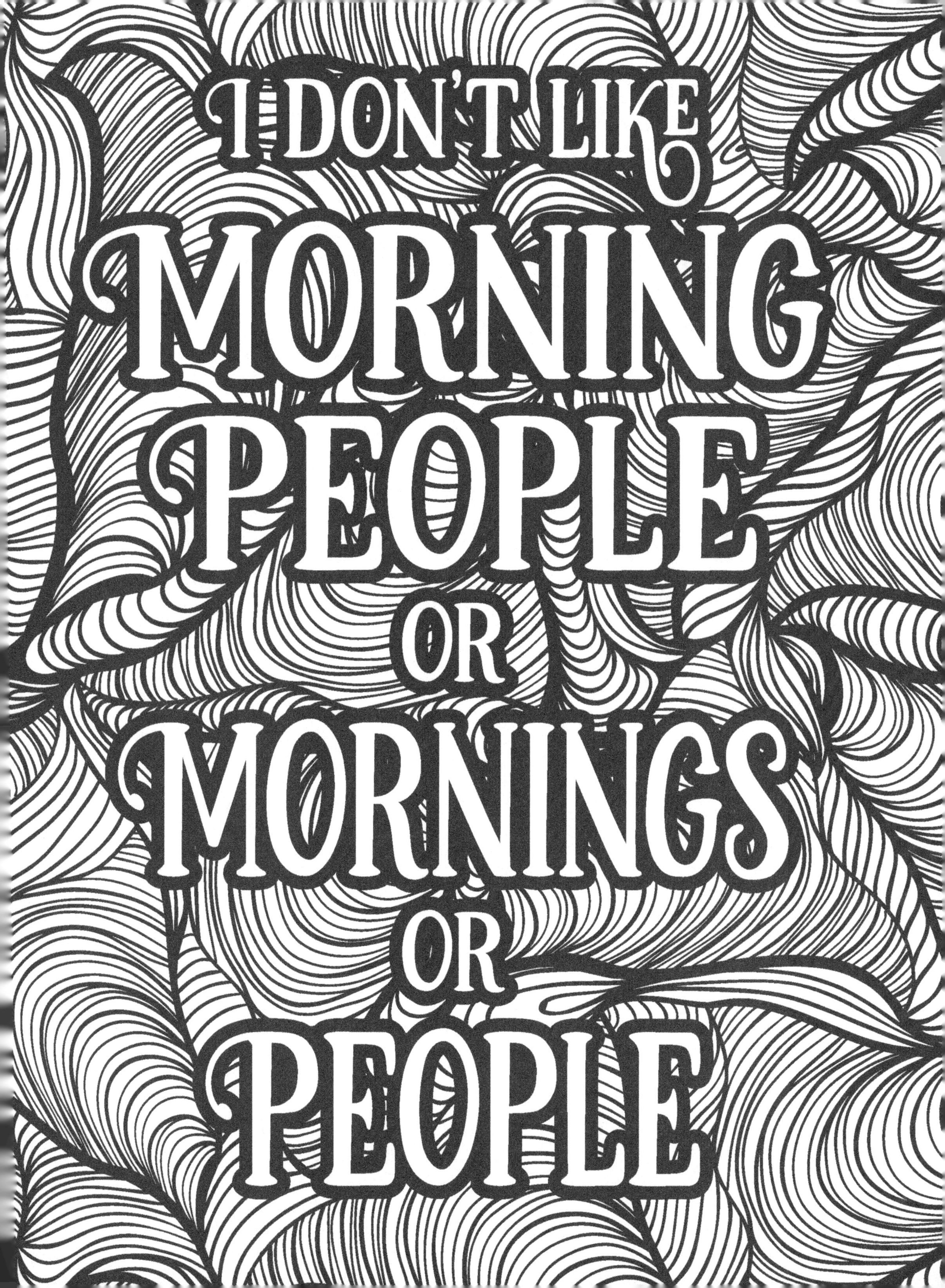
I DON'T LIKE
MORNING
PEOPLE
OR
MORNINGS
OR
PEOPLE

I LOVE THE SMELL OF
DON'T
FUCK
WITH
ME
IN THE MORNING

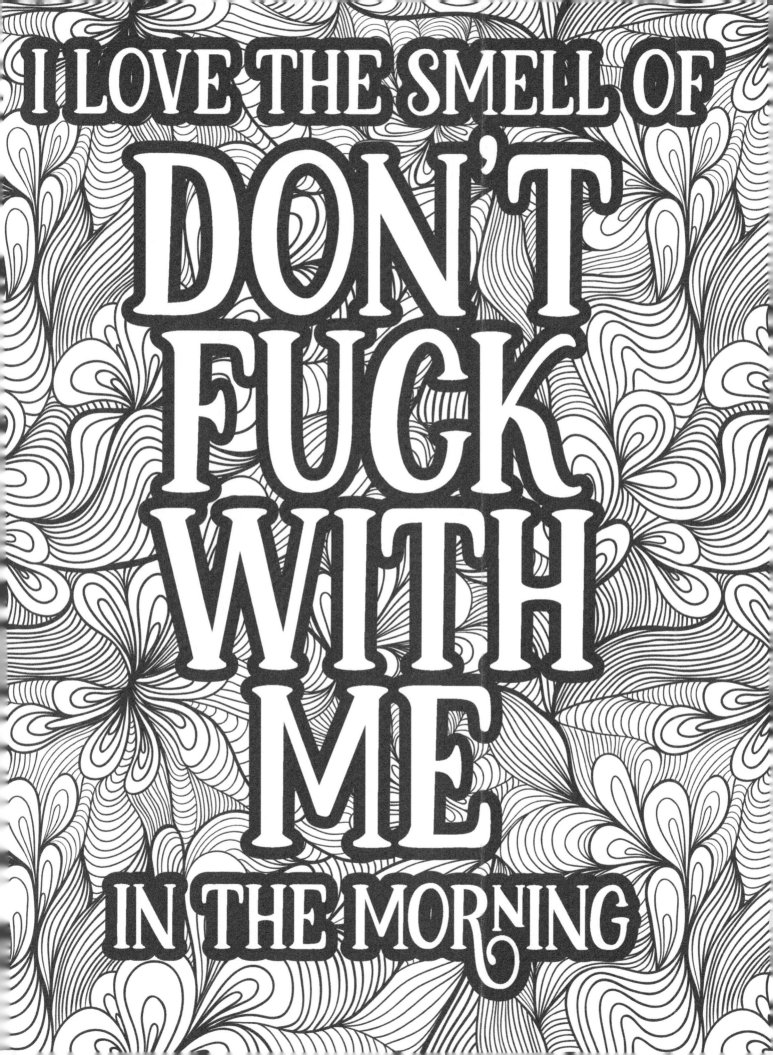

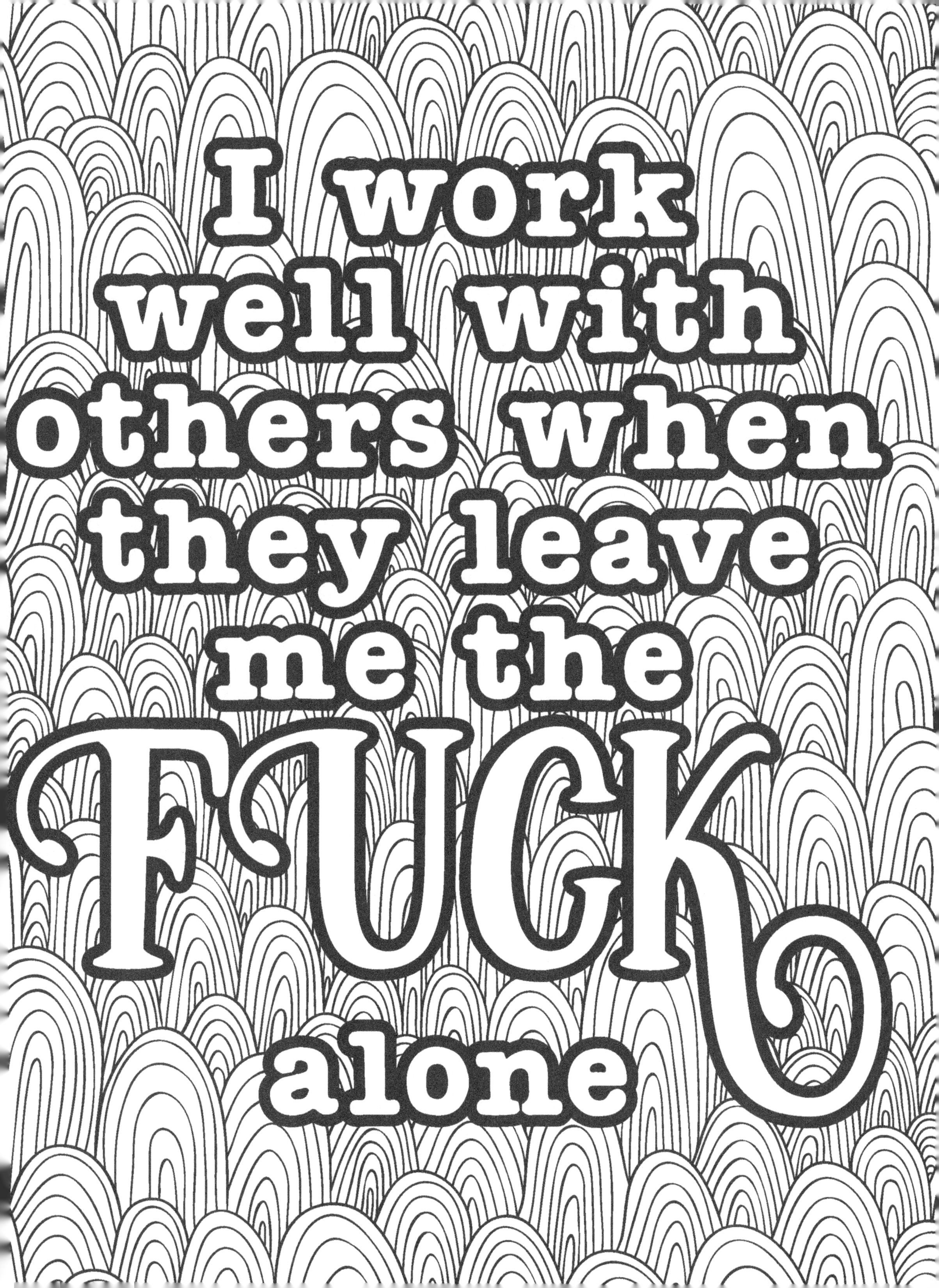
I work well with others when they leave me the FUCK alone

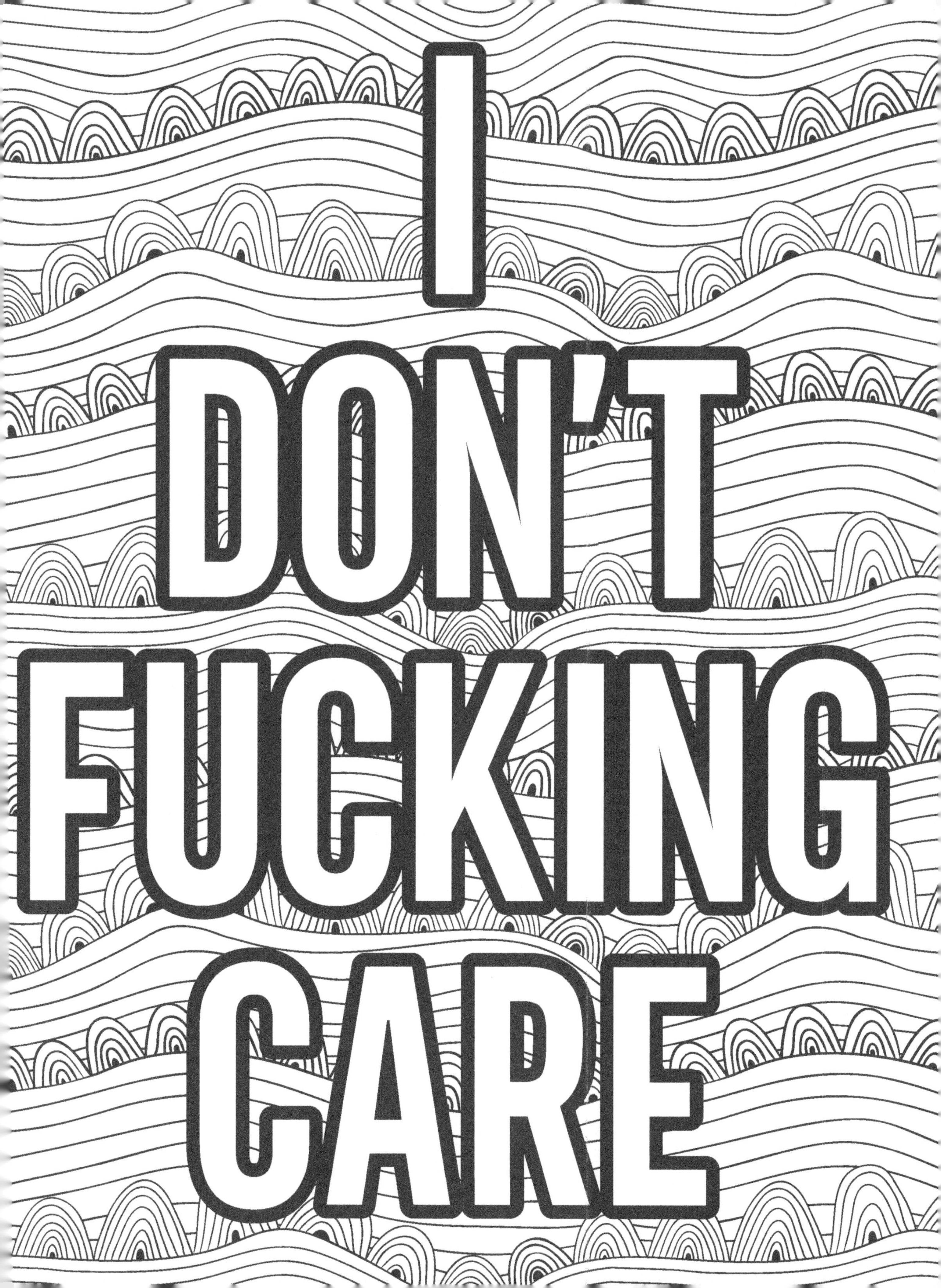
I
DON'T
FUCKING
CARE

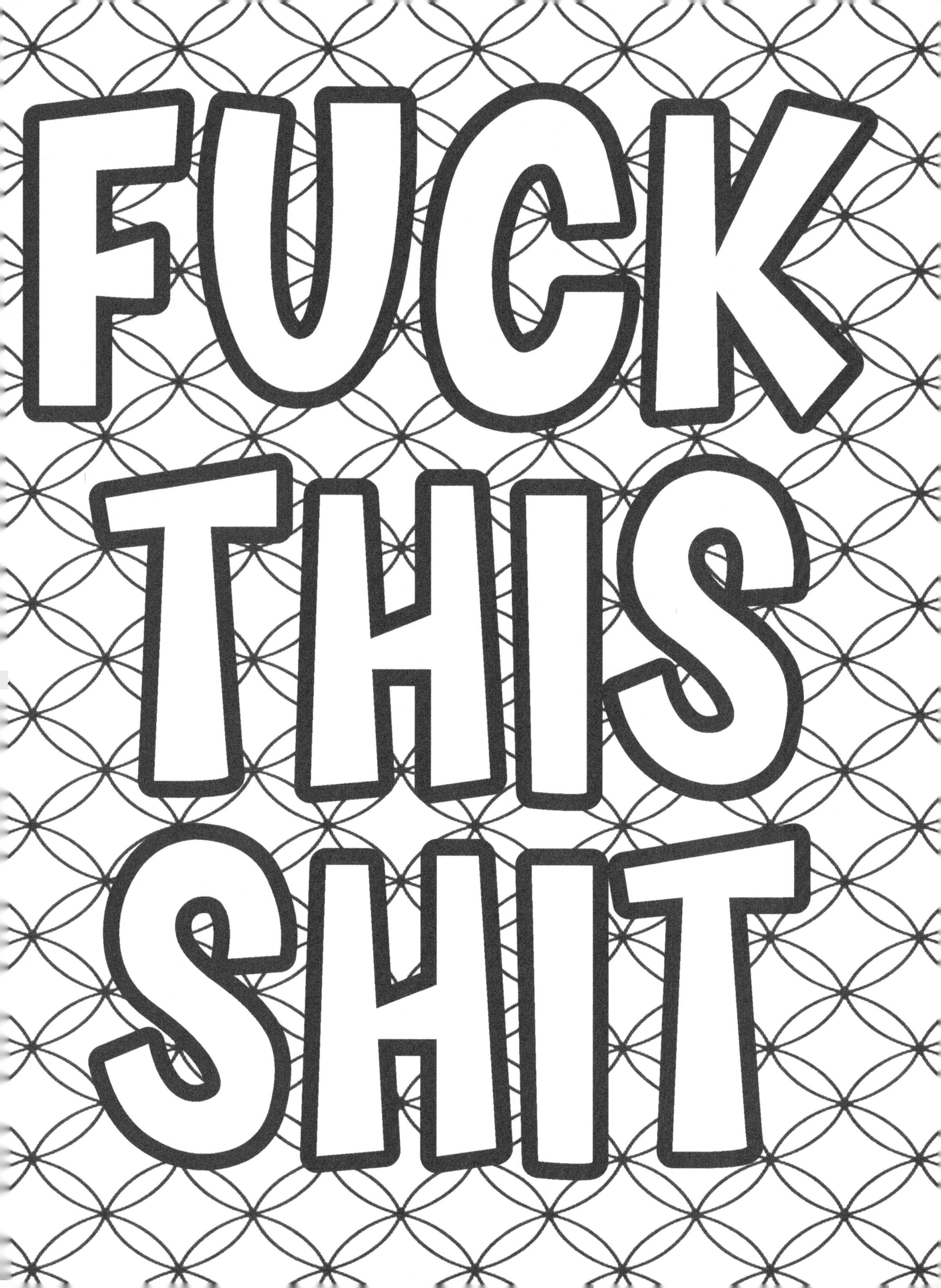
FUCK
THIS
SHIT

THE ONLY PERSON
I'M AFRAID OF IS
MYSELF
THAT FUCKER IS
CRAZY

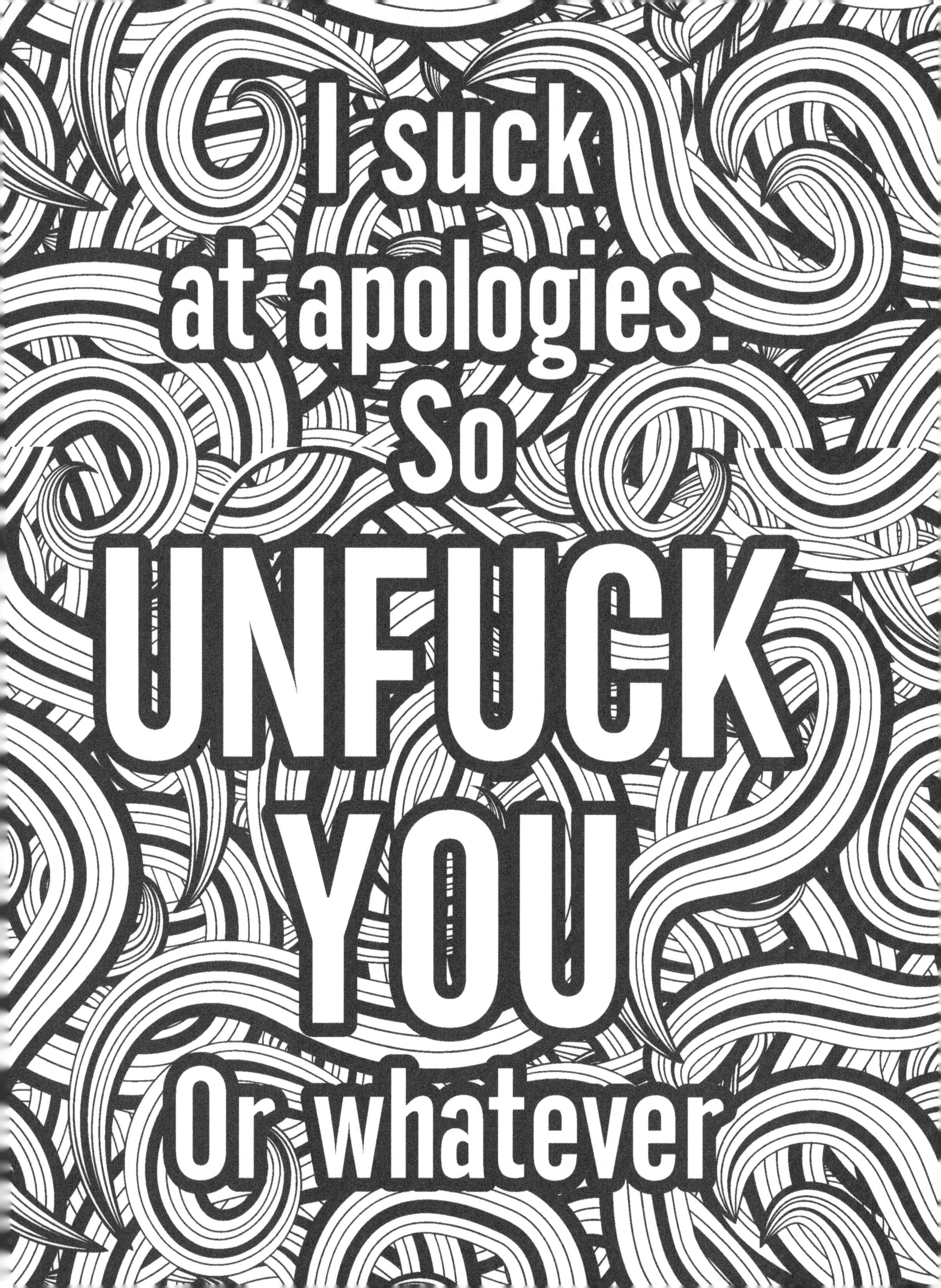
I suck
at apologies.
So
UNFUCK
YOU
Or whatever

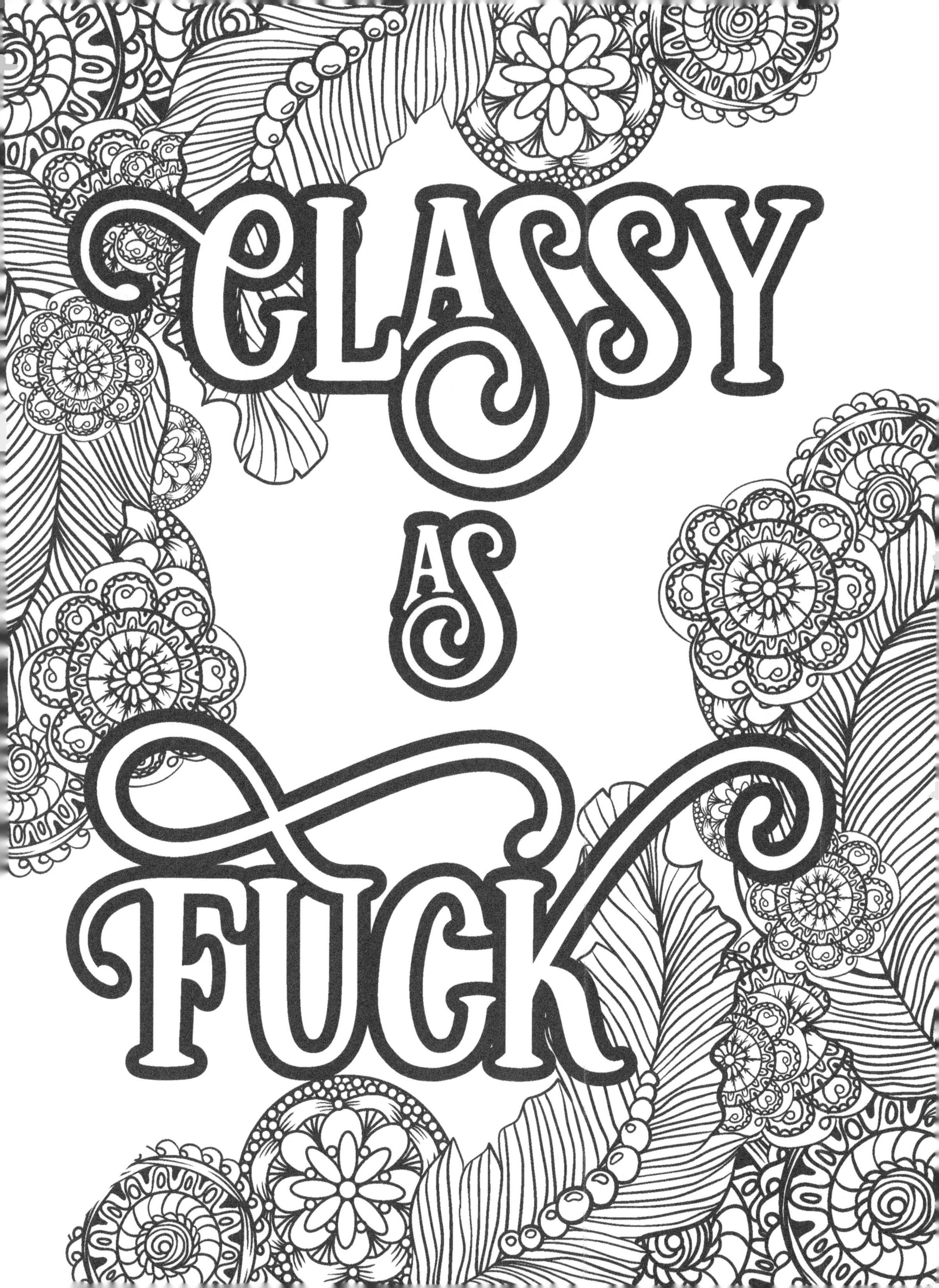
CLASSY
AS
FUCK

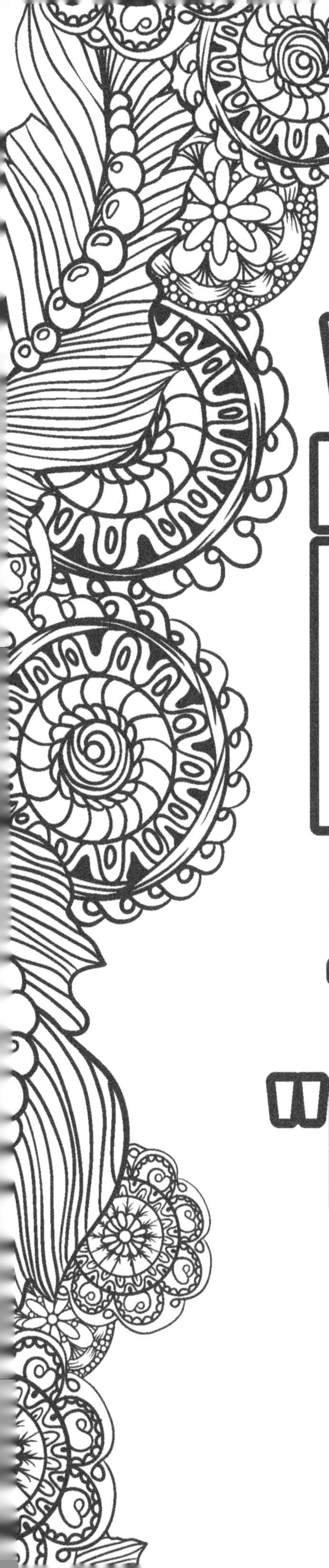

WHEN I SAY
HAVE A NICE
DAY
REMEMBER
THAT THE
"FUCKER"
IS SILENT.

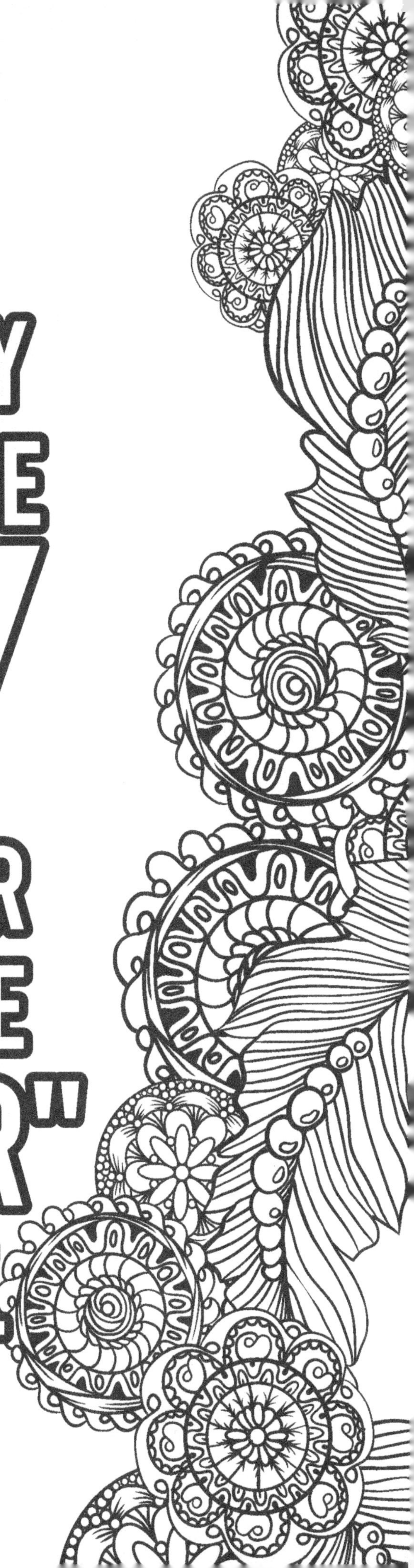

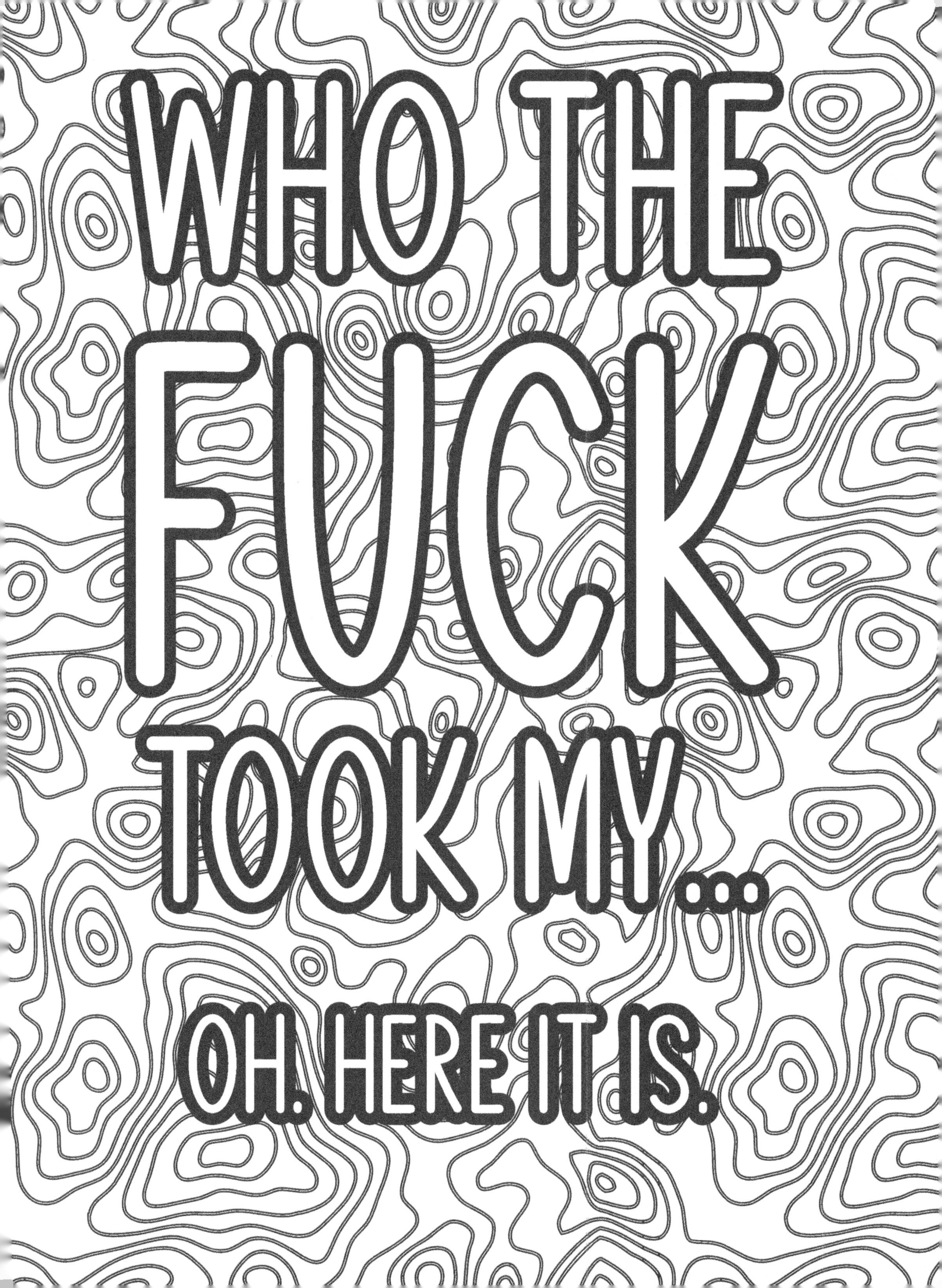
WHO THE
FUCK
TOOK MY...
OH. HERE IT IS.

I DON'T HAVE
TRUST ISSUES.
I JUST THINK
MOST PEOPLE
ARE FULL OF
SHIT.

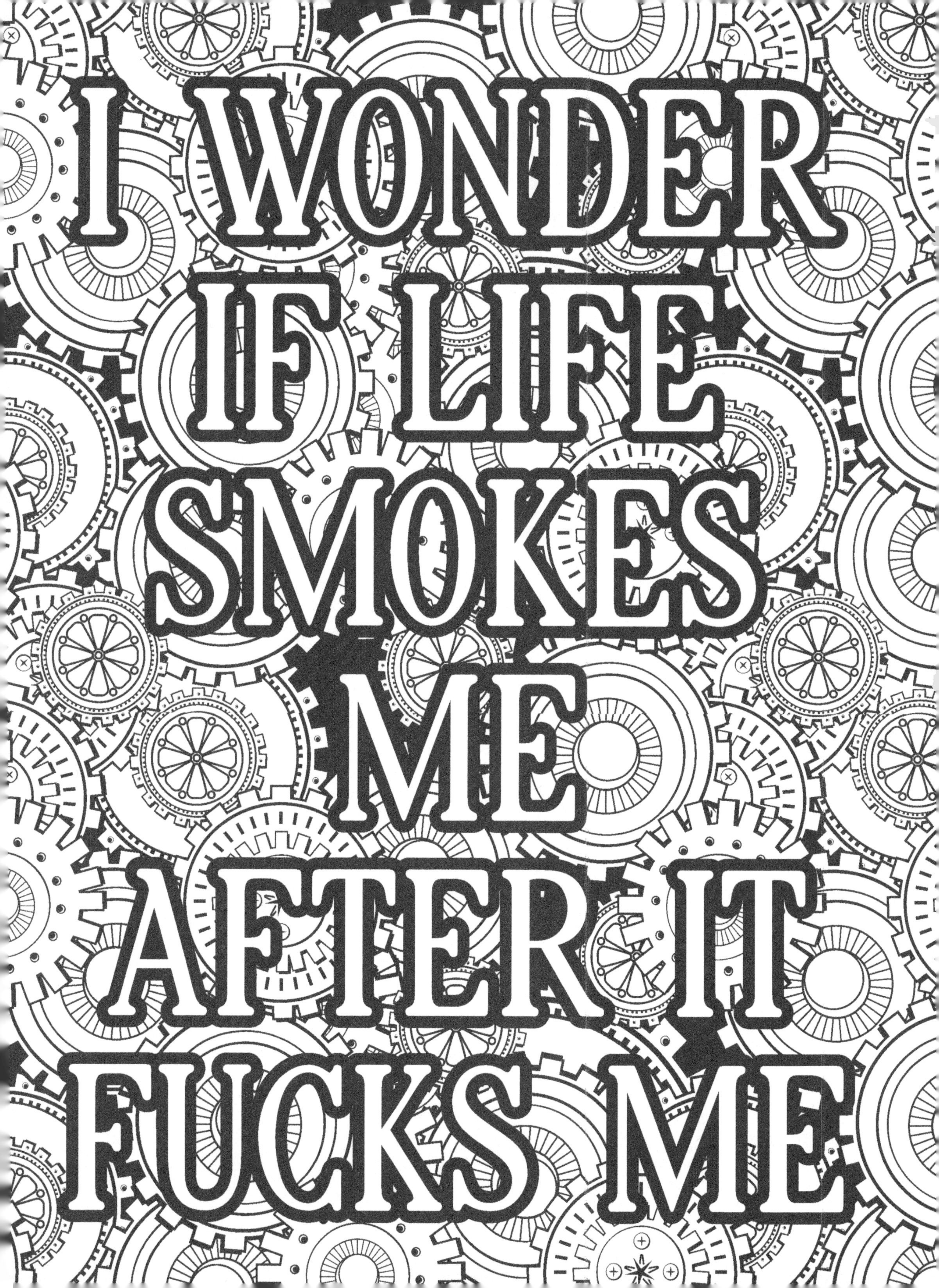
I WONDER
IF LIFE
SMOKES
ME
AFTER IT
FUCKS ME

I GOOGLED "WHO GIVES A FUCK?"

My name wasn't in the search results.

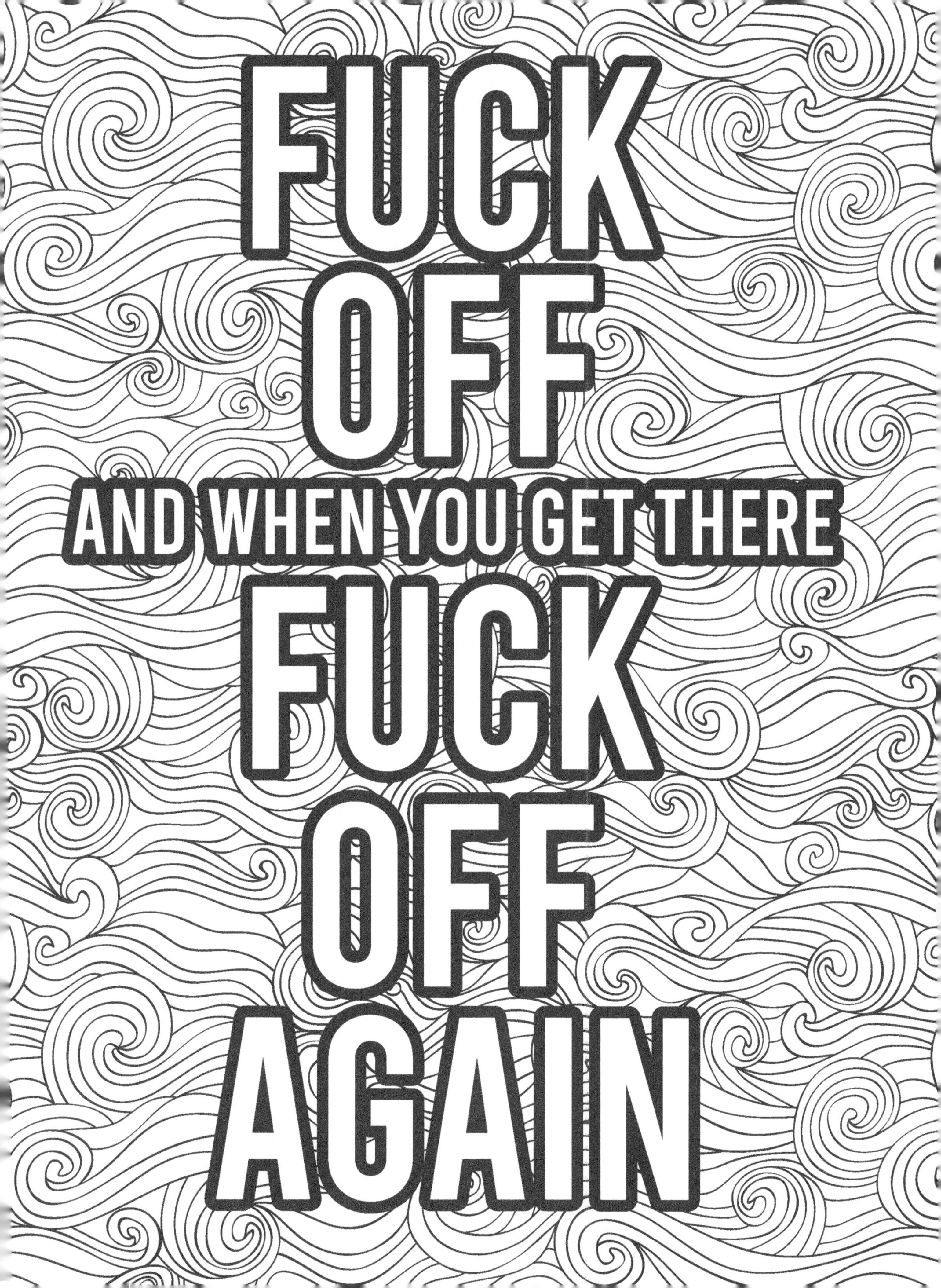
FUCK
OFF
AND WHEN YOU GET THERE
FUCK
OFF
AGAIN

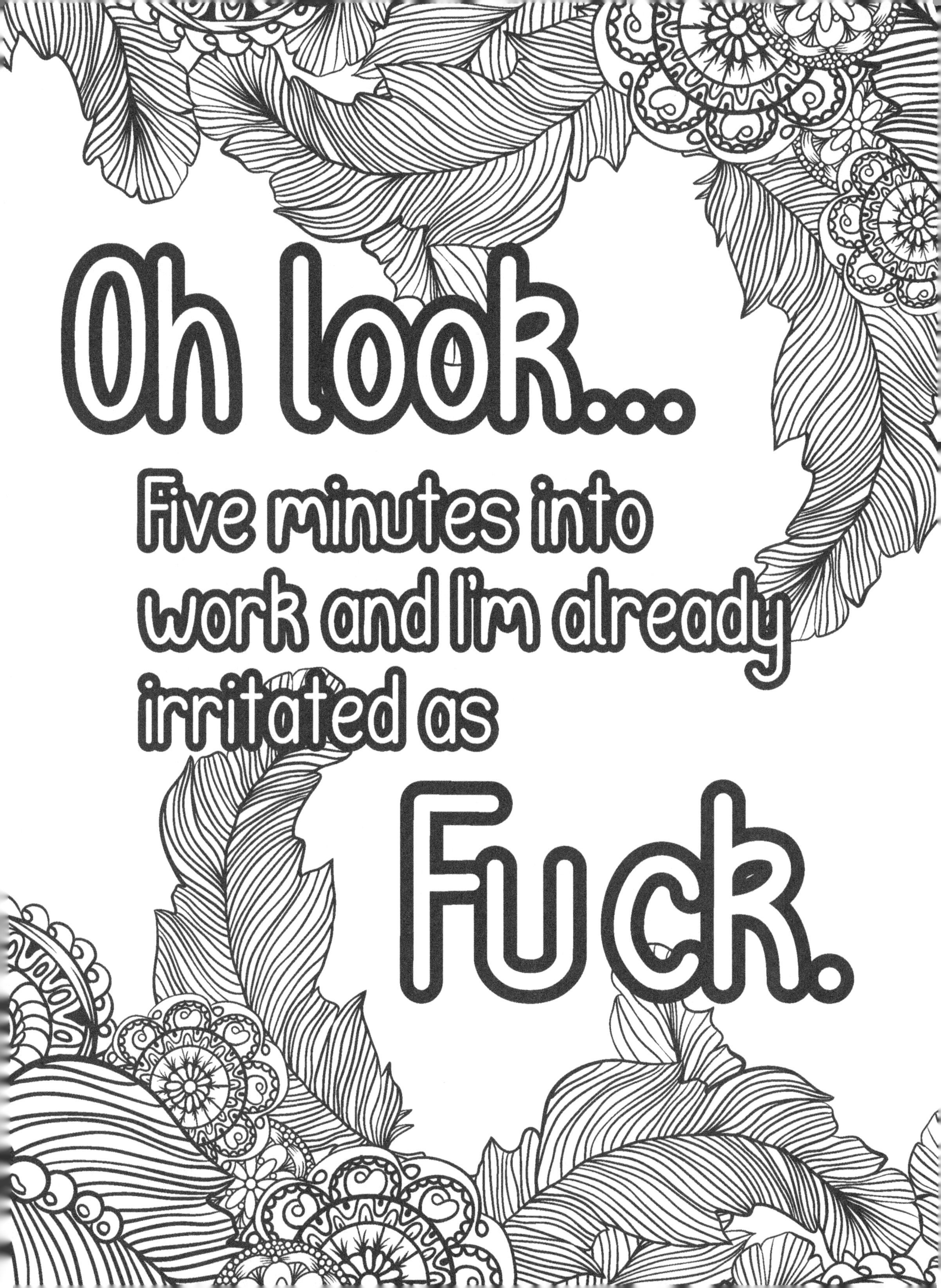
Oh look...
Five minutes into work and I'm already irritated as
Fuck.

Sassy
Classy
and still kicking
Assy

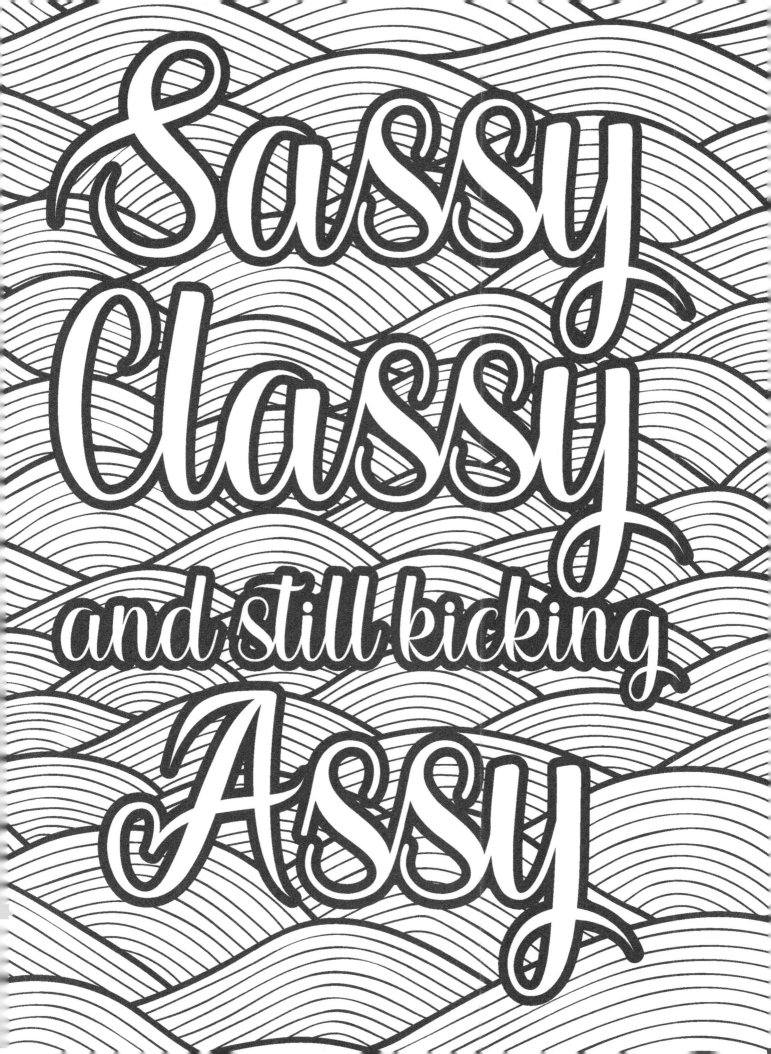

THE PATH OF INNER PEACE BEGINS WITH FOUR WORDS

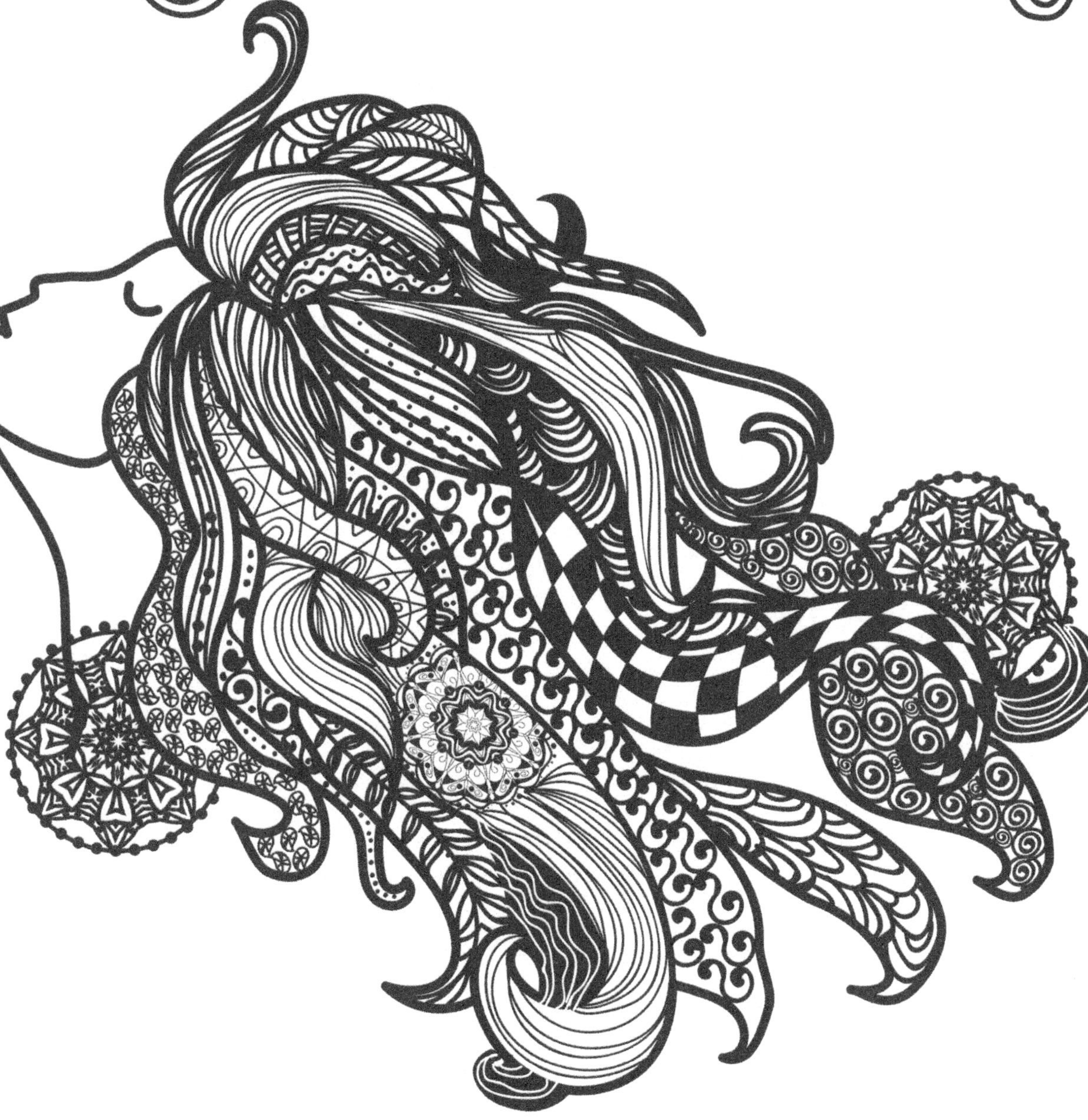

NOT MY FUCKING PROBLEM

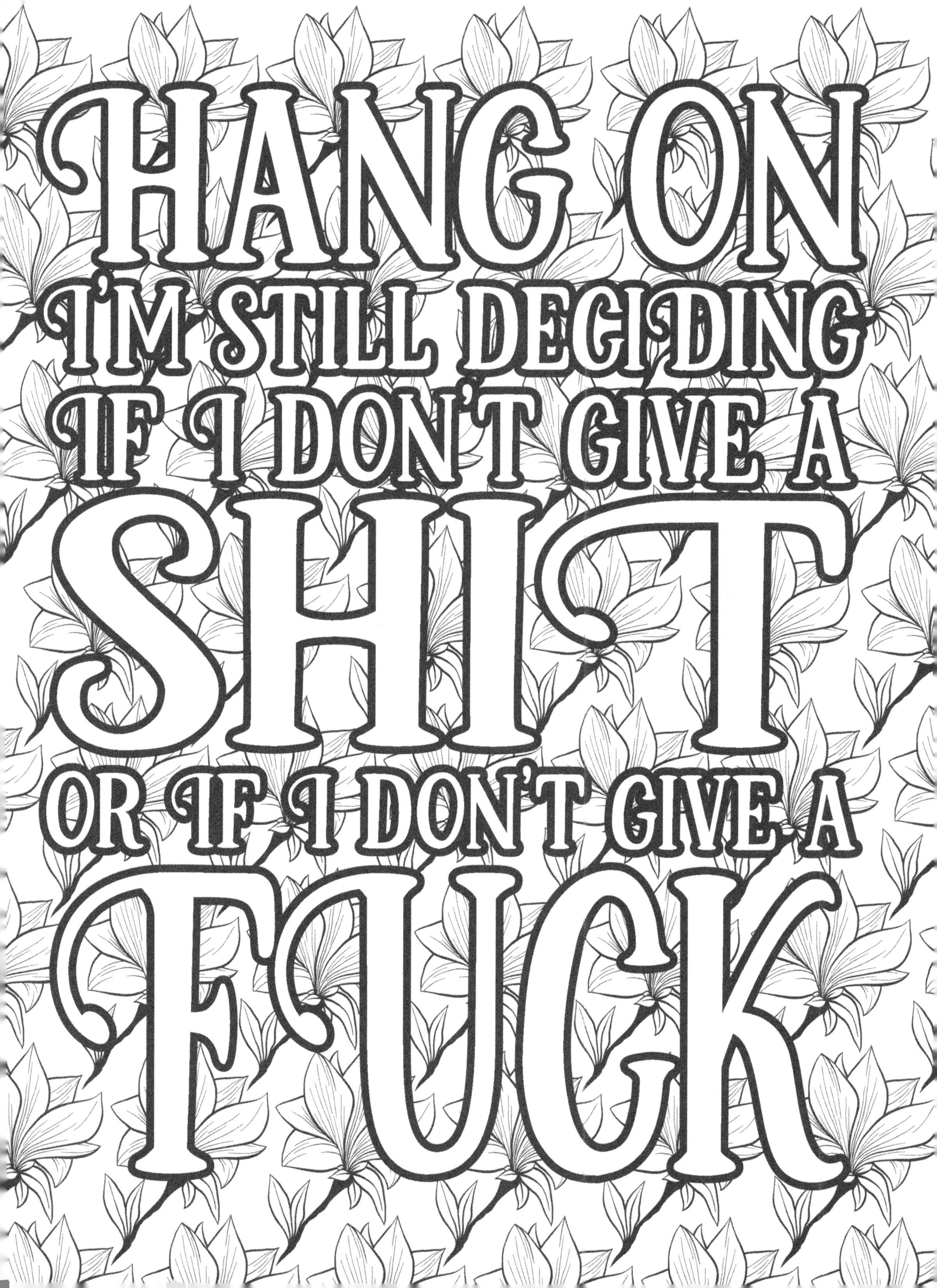
HANG ON
I'M STILL DECIDING
IF I DON'T GIVE A
SHIT
OR IF I DON'T GIVE A
FUCK

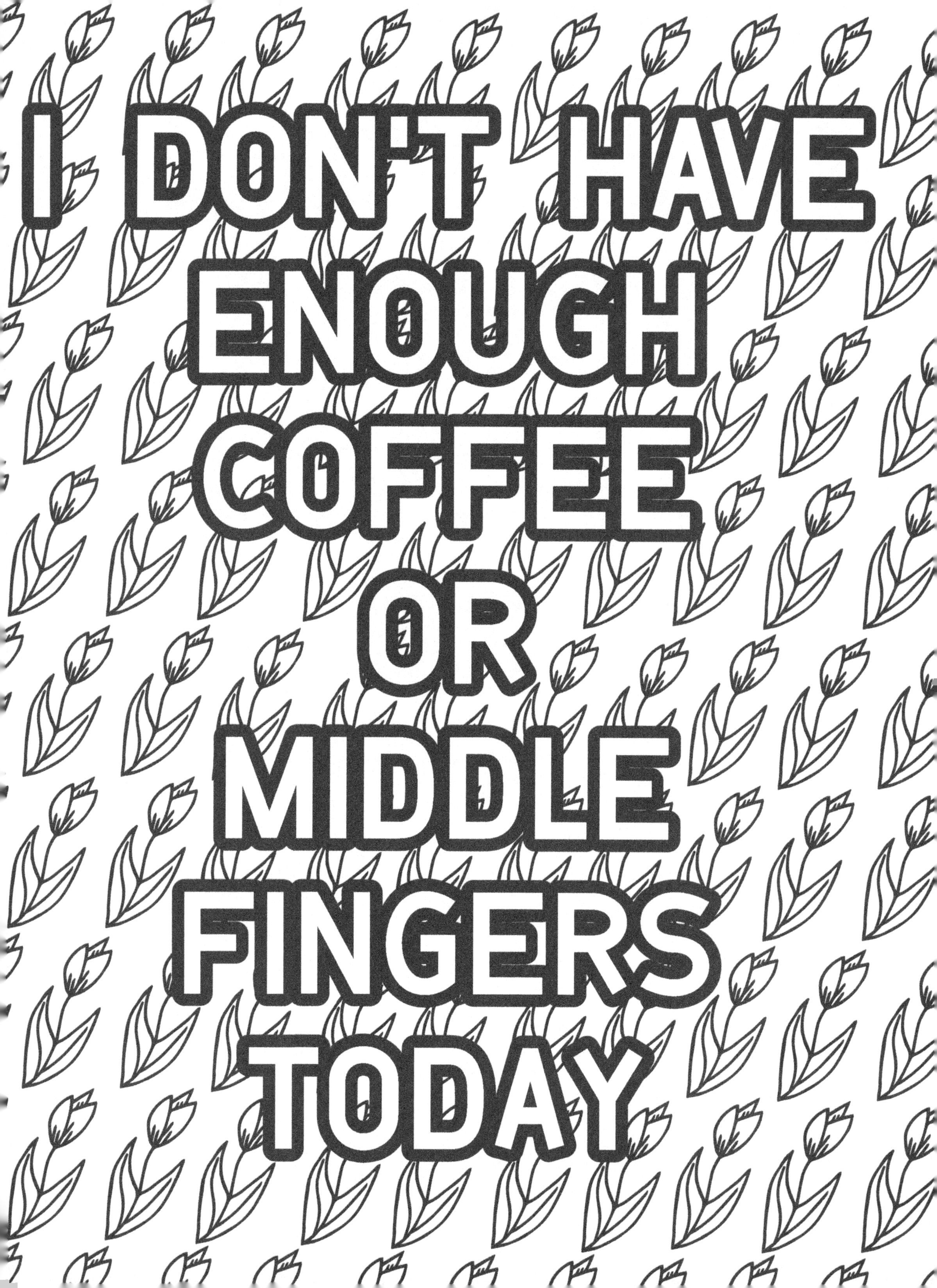
I DON'T HAVE
ENOUGH
COFFEE
OR
MIDDLE
FINGERS
TODAY

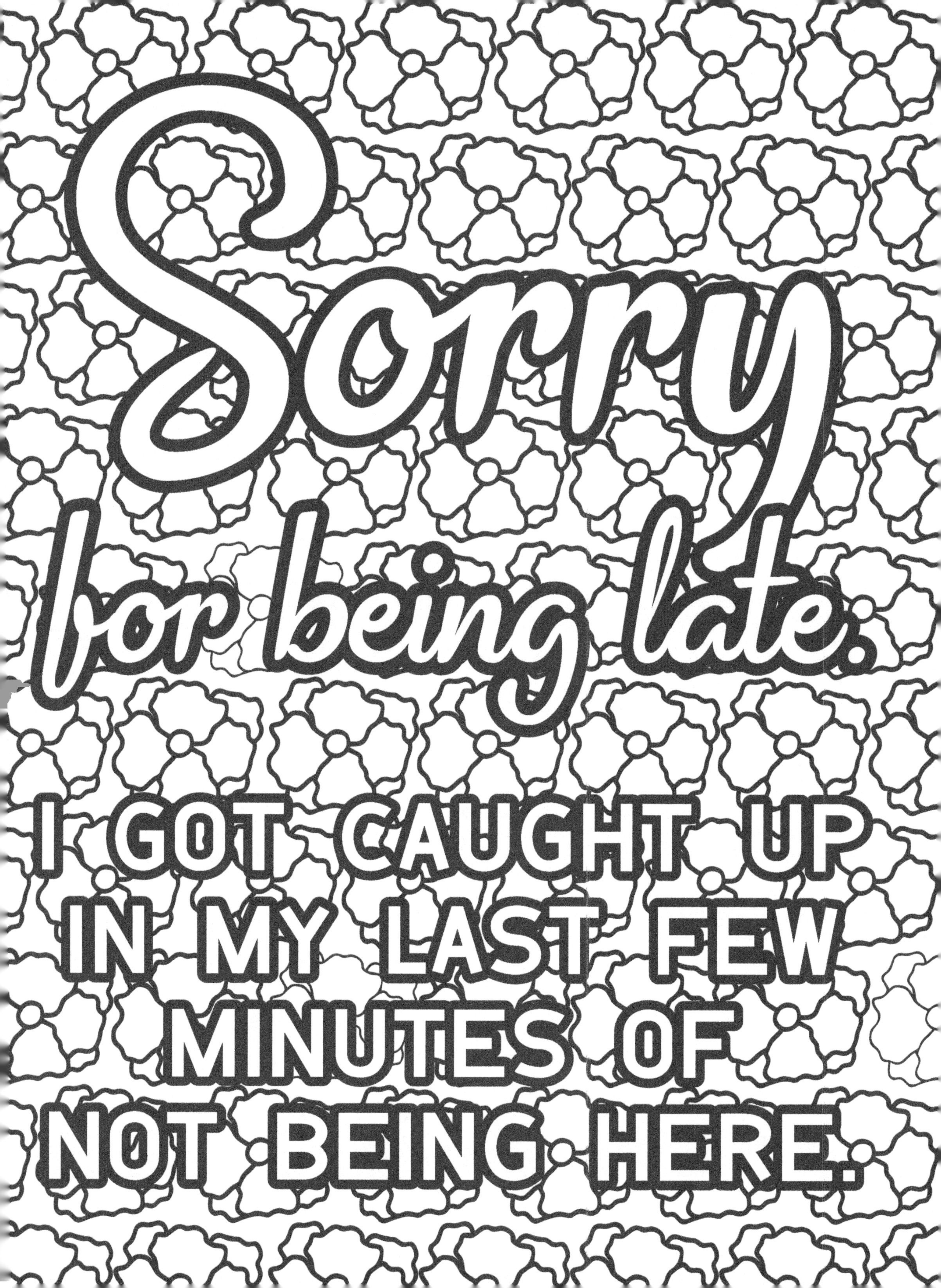
Sorry
for being late.
I GOT CAUGHT UP
IN MY LAST FEW
MINUTES OF
NOT BEING HERE.

Sleep Well

MIDDLE FINGER

You Have A Big Day Ahead Of You Tomorrow

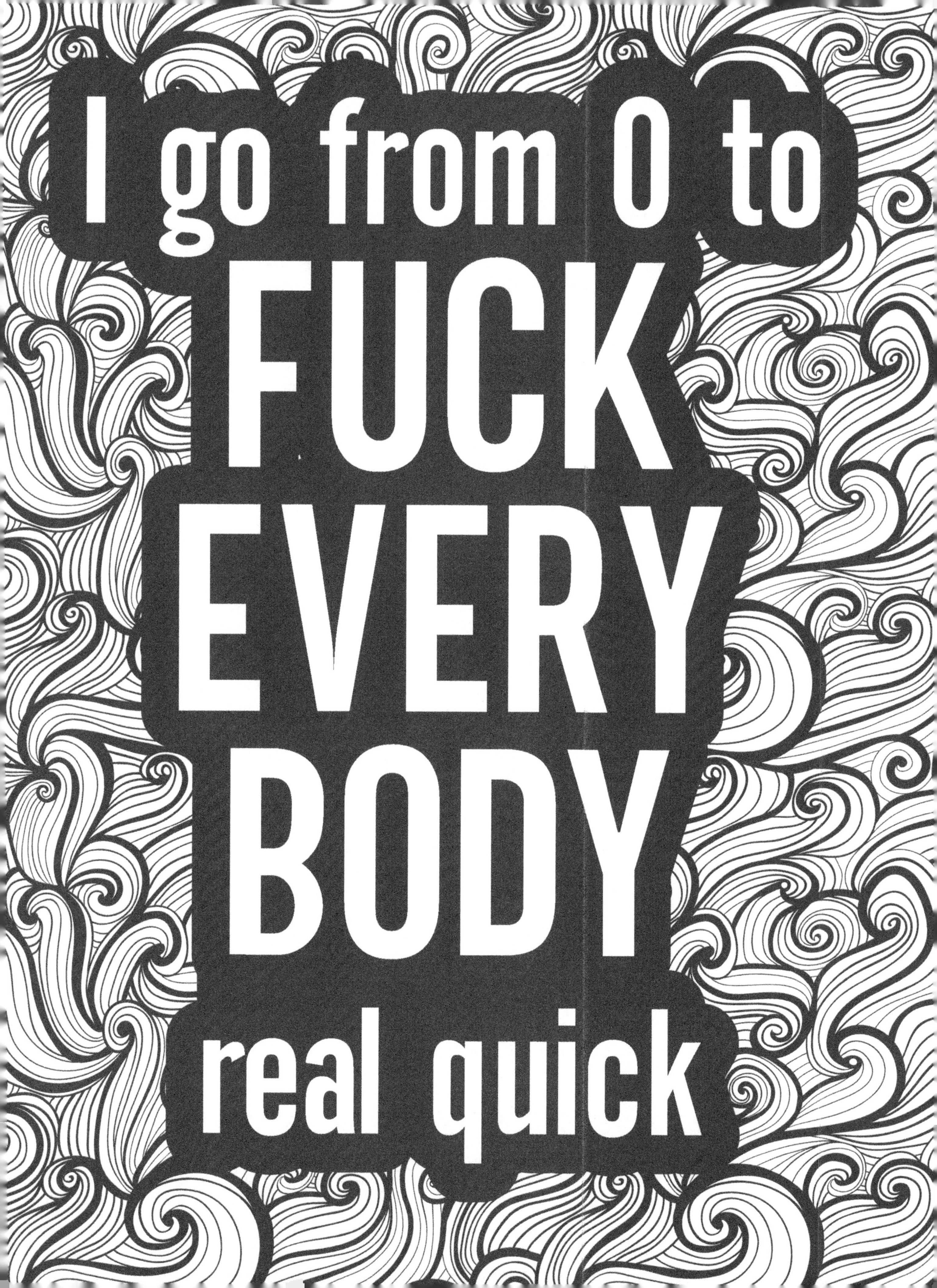
I go from 0 to
FUCK
EVERY
BODY
real quick

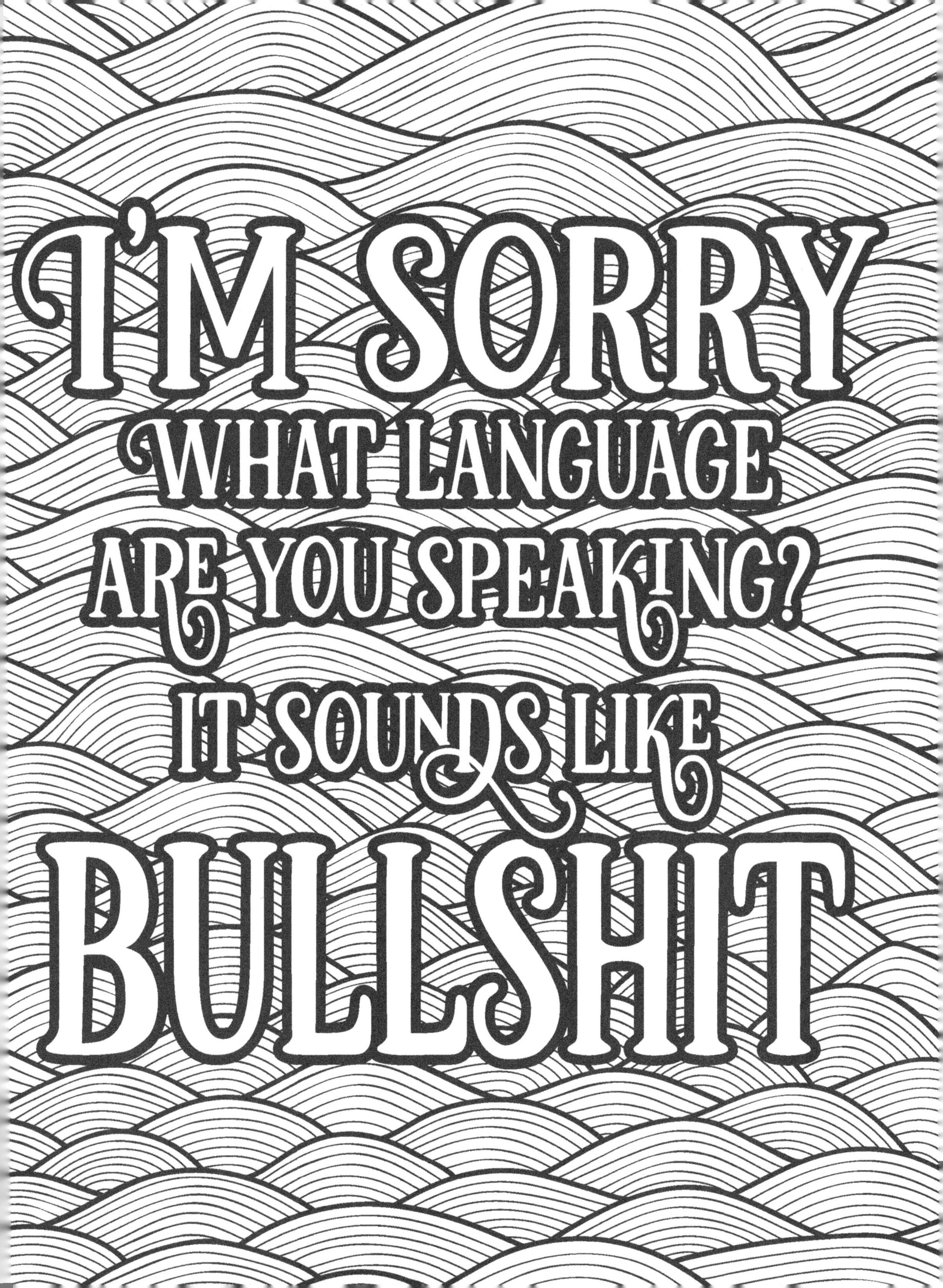
I'M SORRY
WHAT LANGUAGE
ARE YOU SPEAKING?
IT SOUNDS LIKE
BULLSHIT

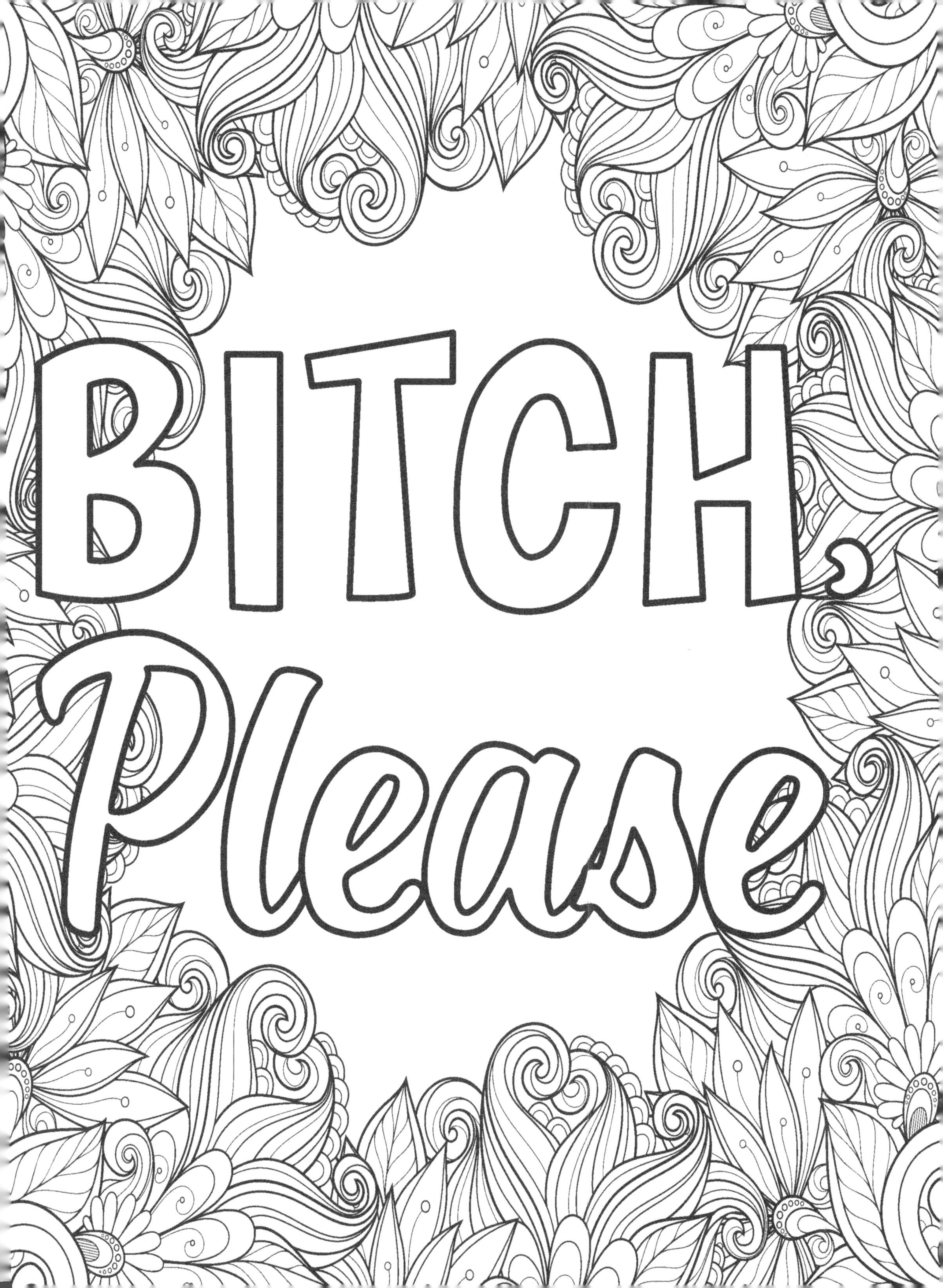
BITCH,
Please

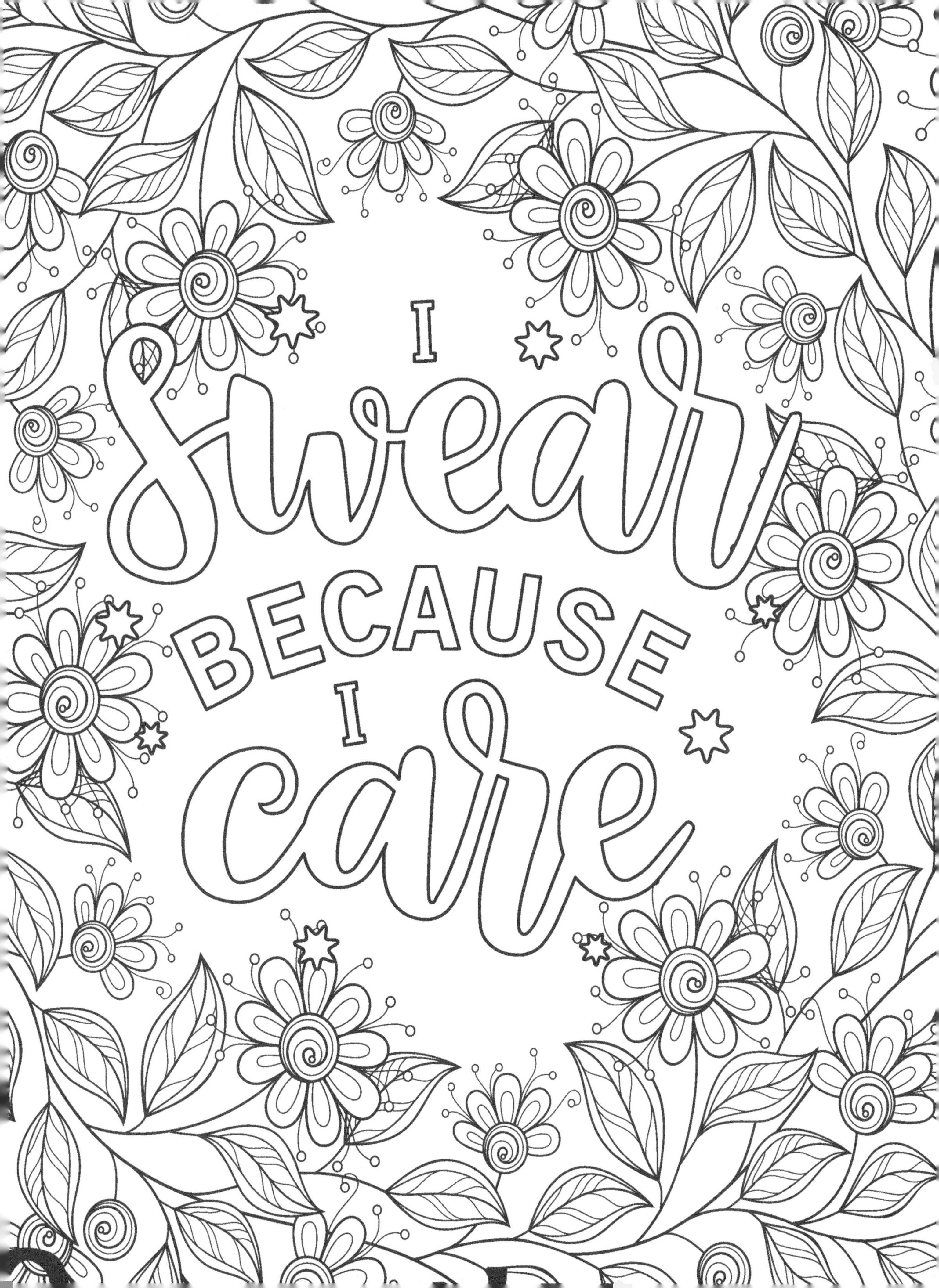
I swear BECAUSE I care

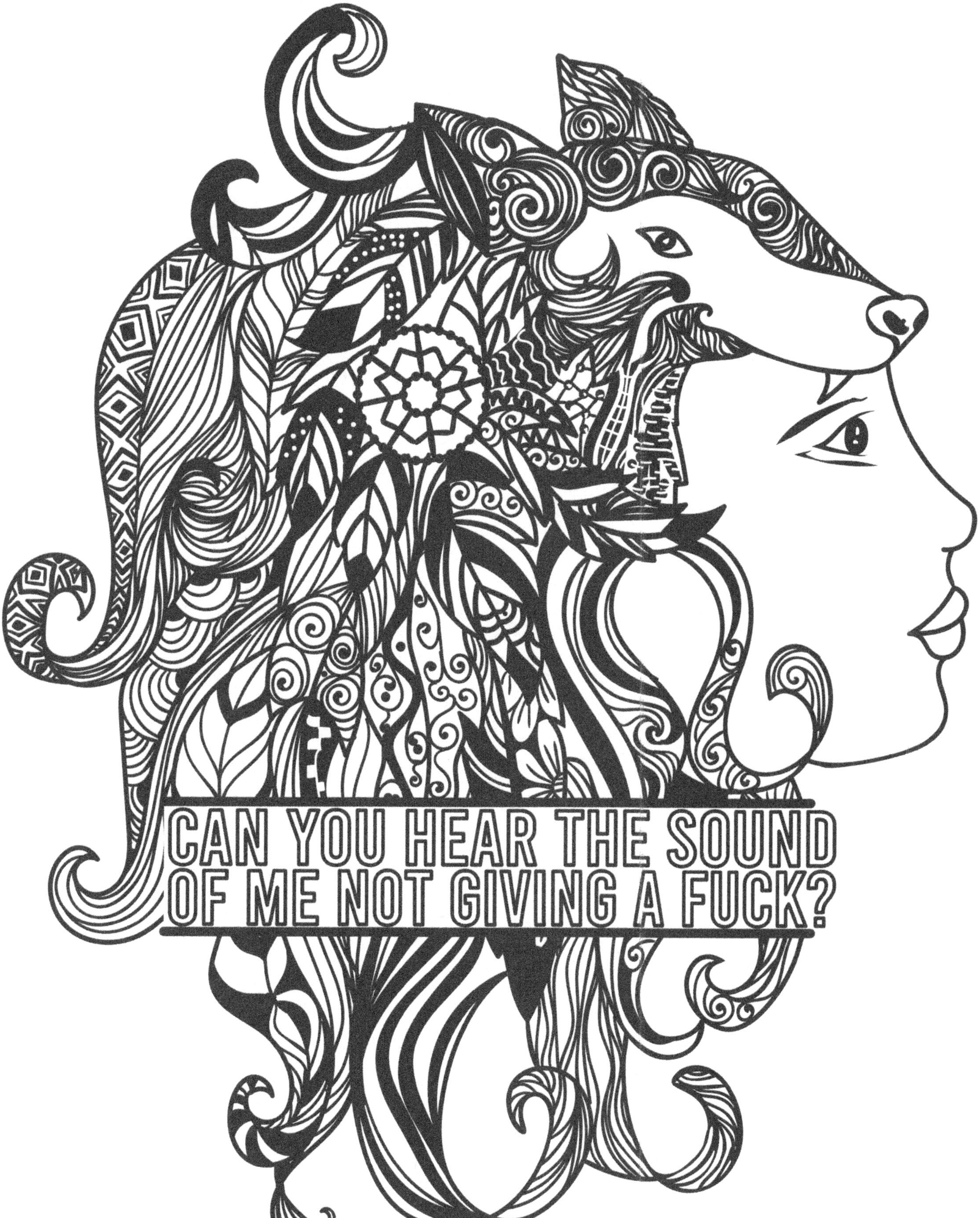
CAN YOU HEAR THE SOUND
OF ME NOT GIVING A FUCK?

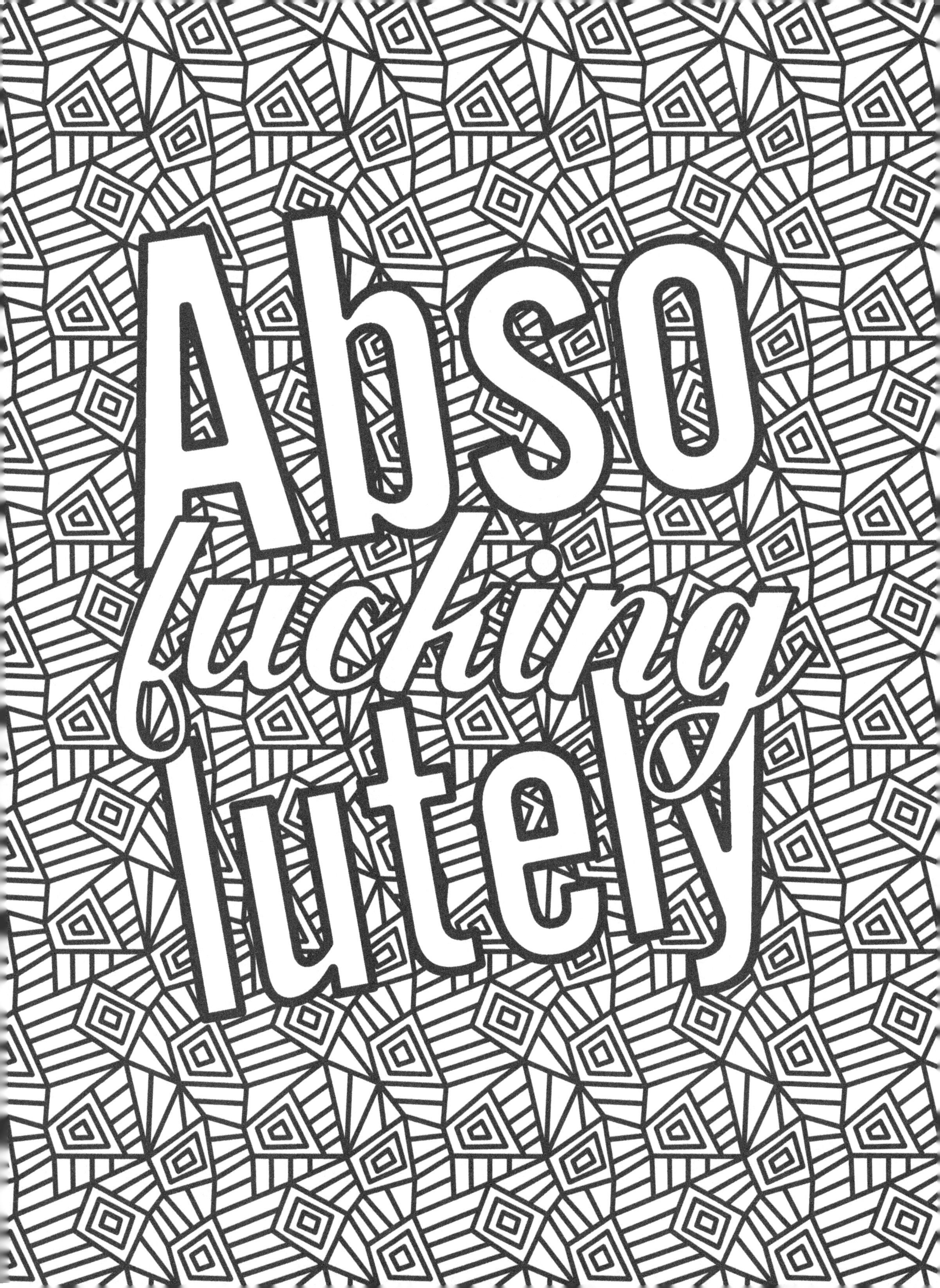
Abso
fucking
lutely

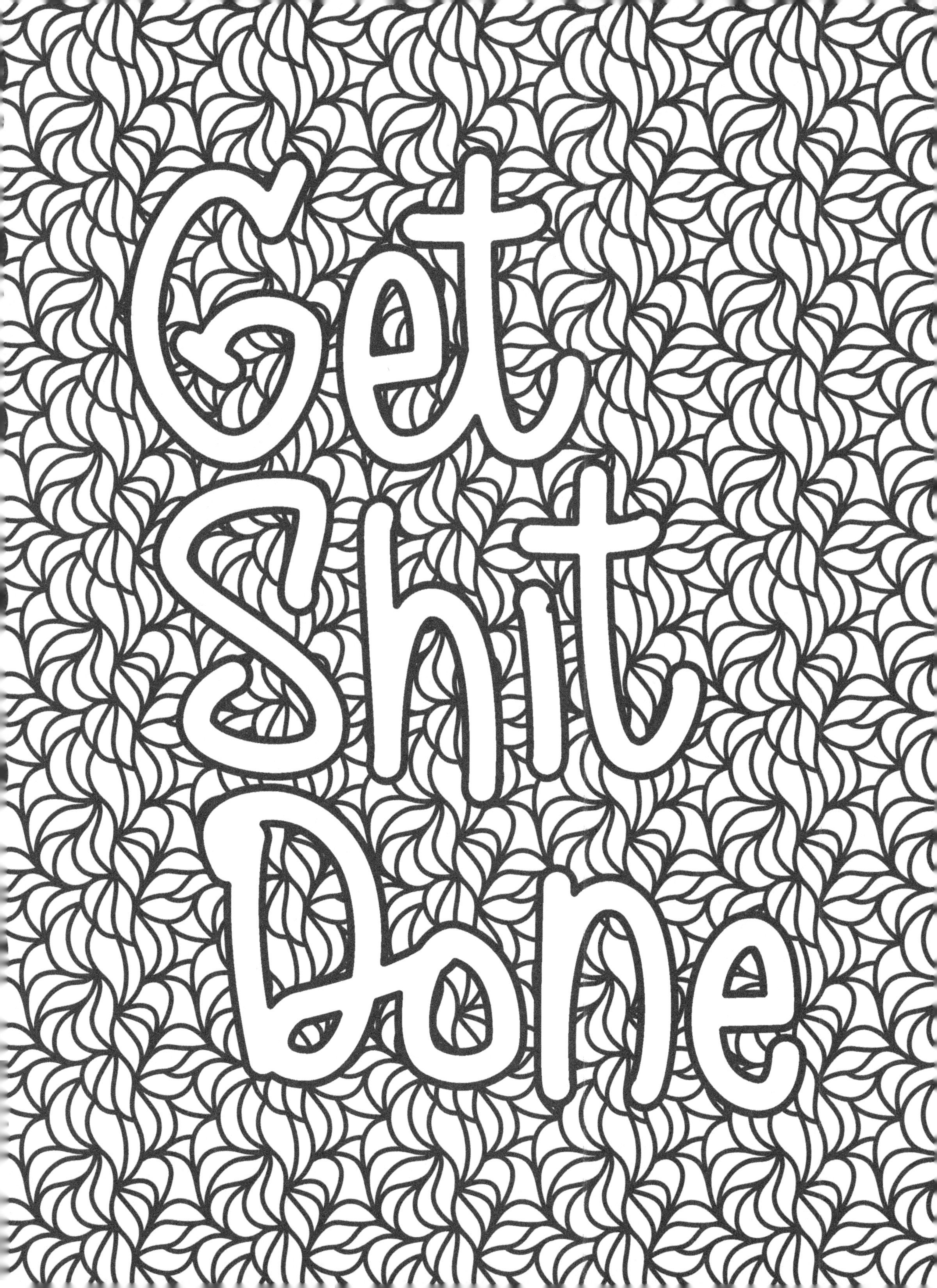
Get
Shit
Done

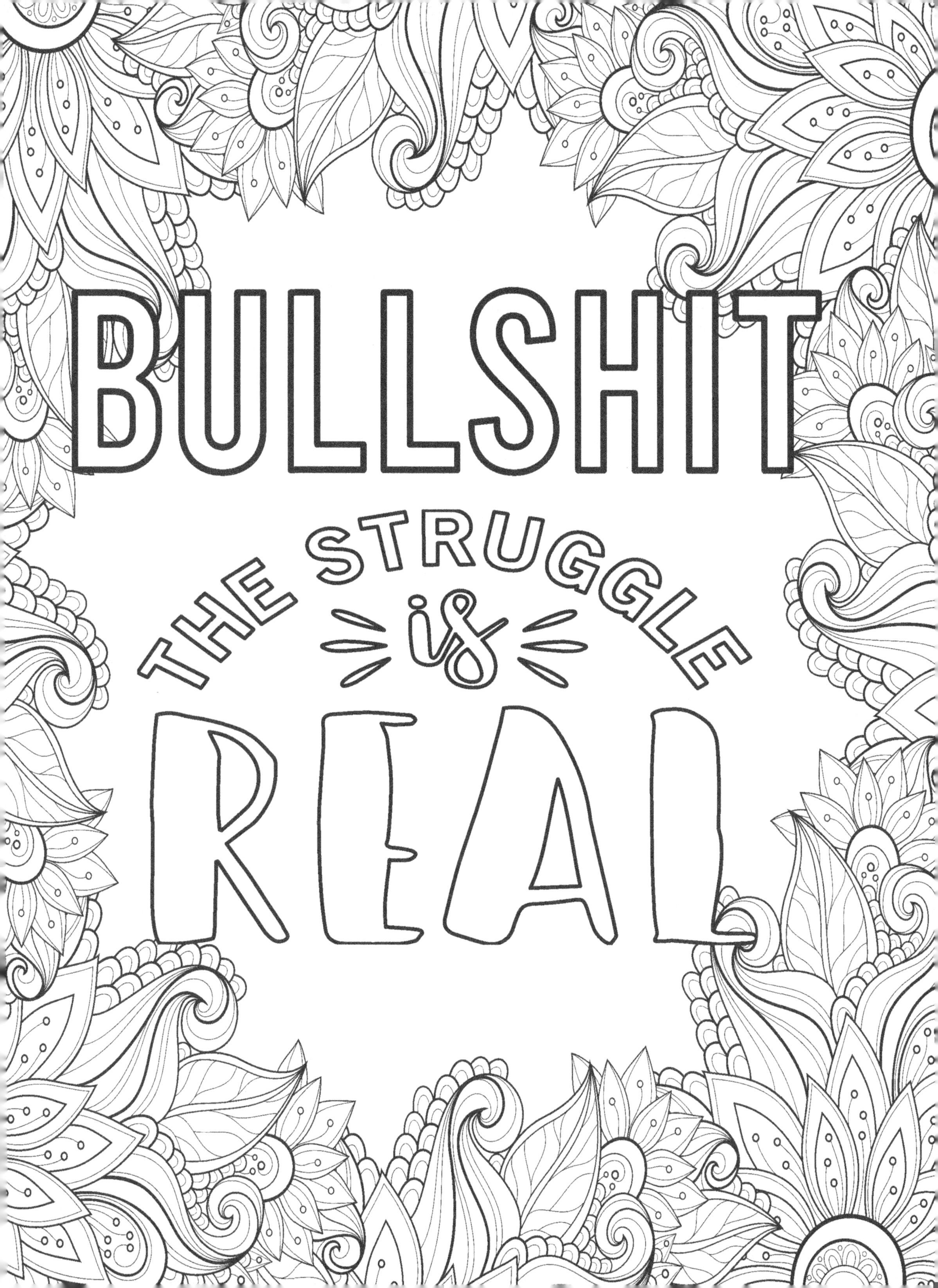
BULLSHIT
THE STRUGGLE
is
REAL

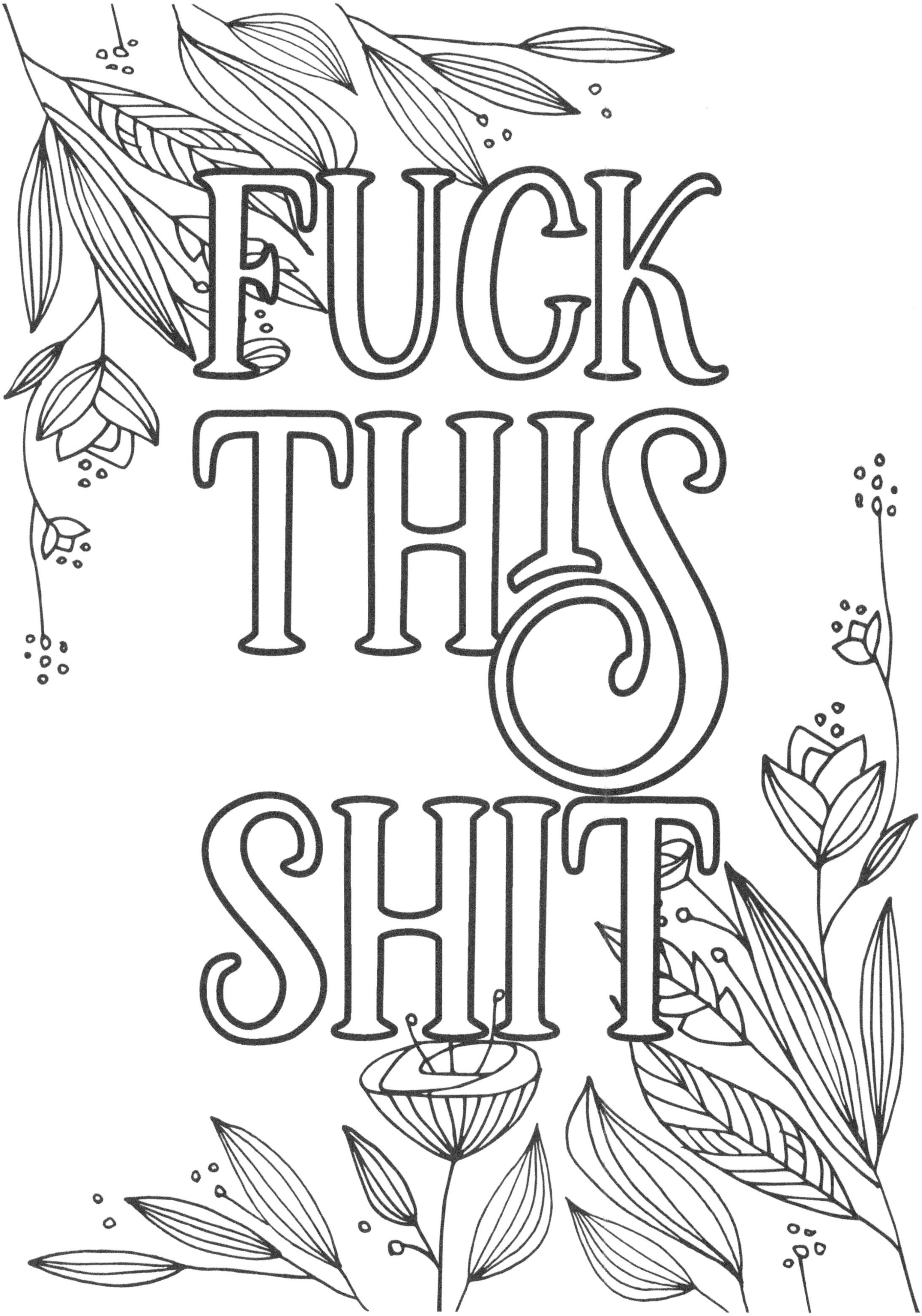
FUCK
THIS
SHIT

WHAT THE

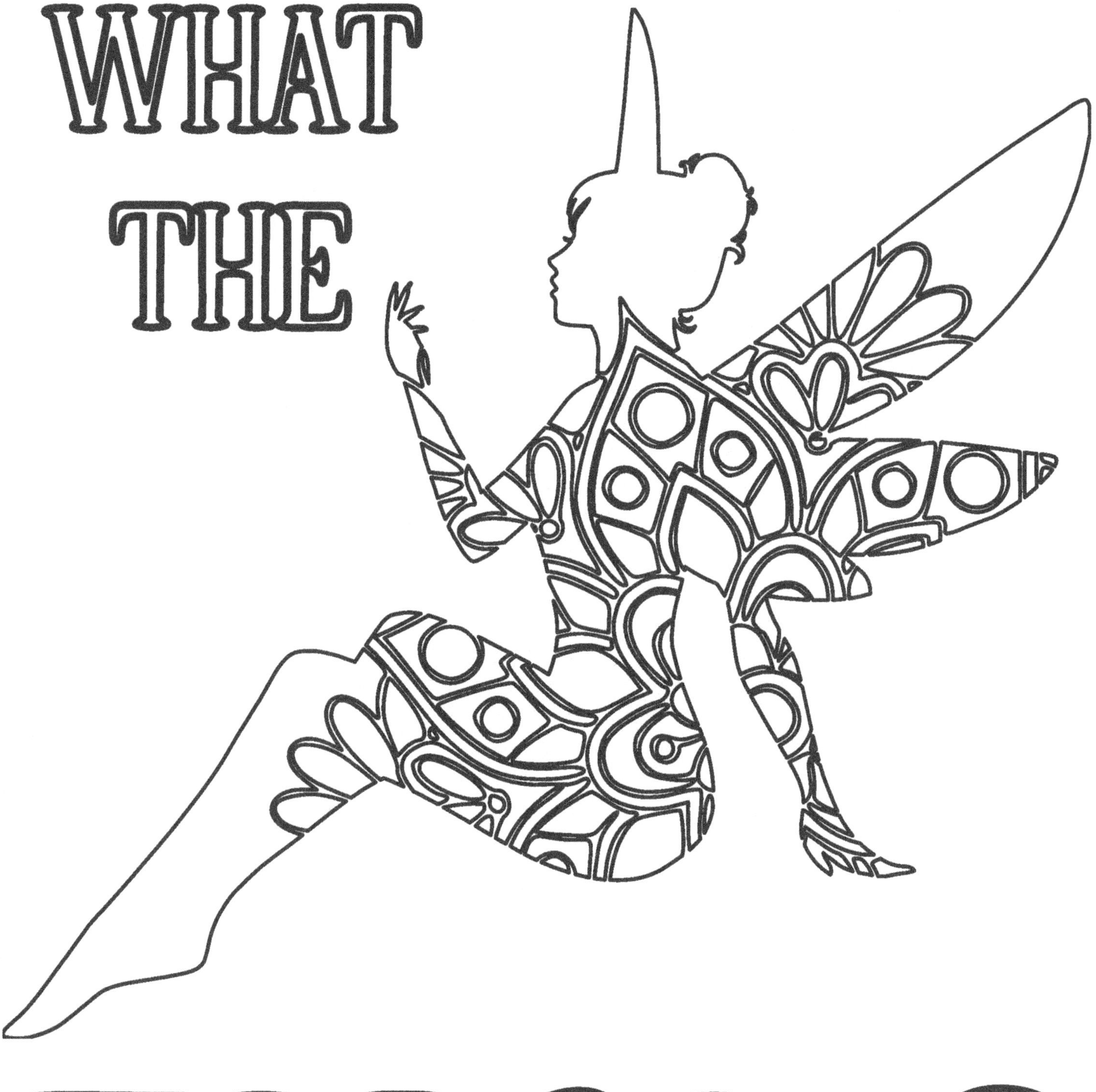

FUCK?

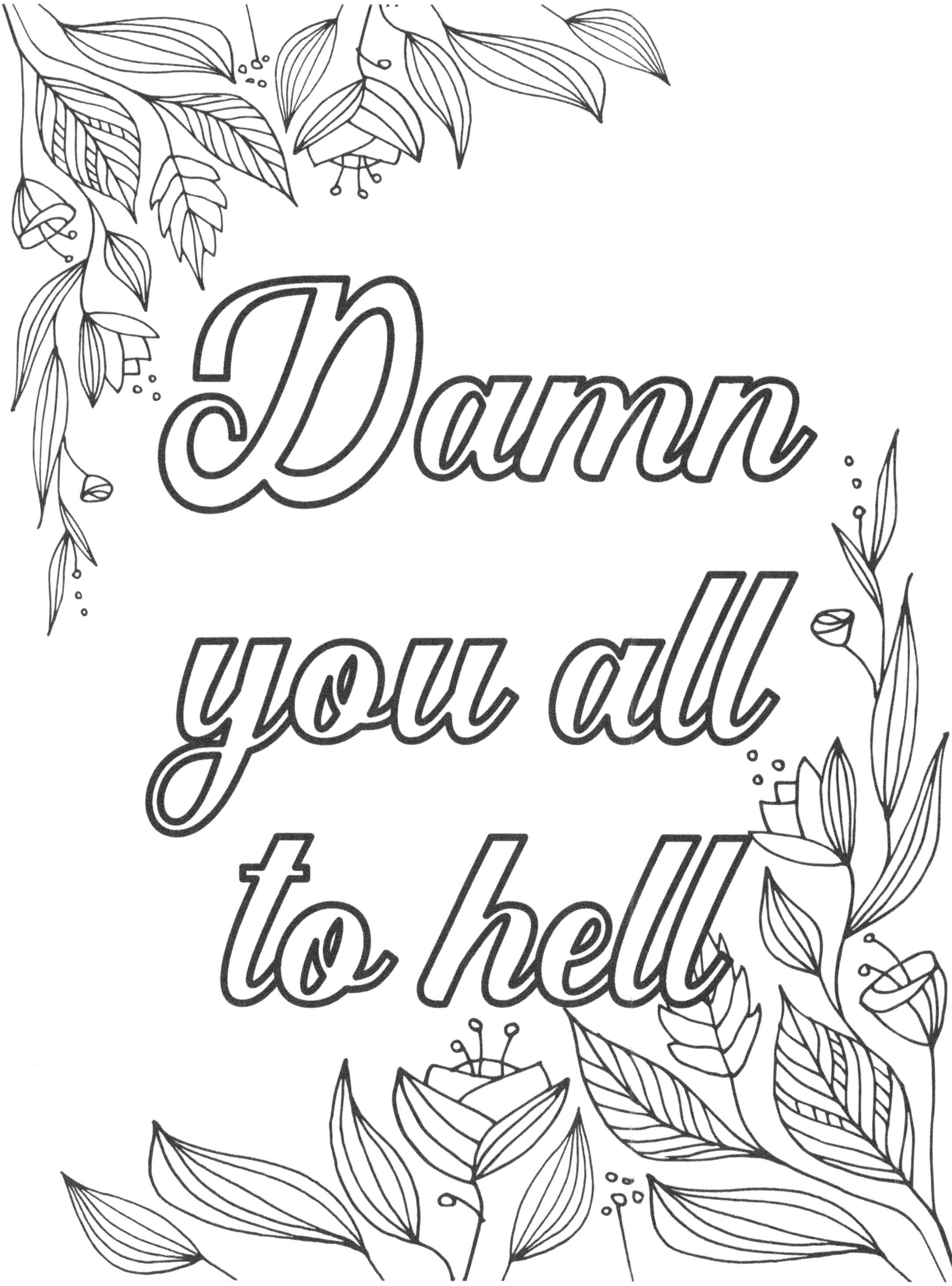
Damn
you all
to hell

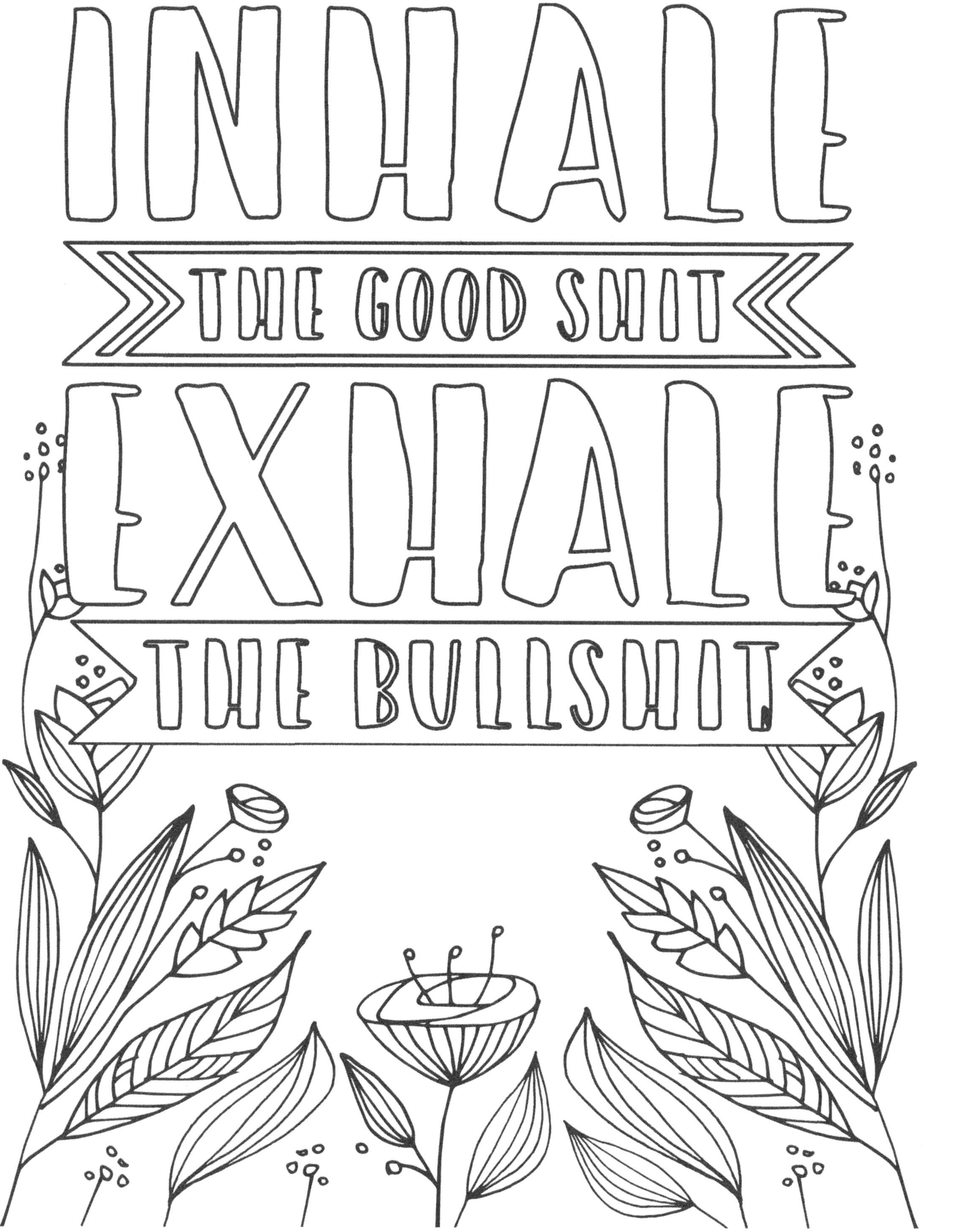
INHALE
THE GOOD SHIT
EXHALE
THE BULLSHIT

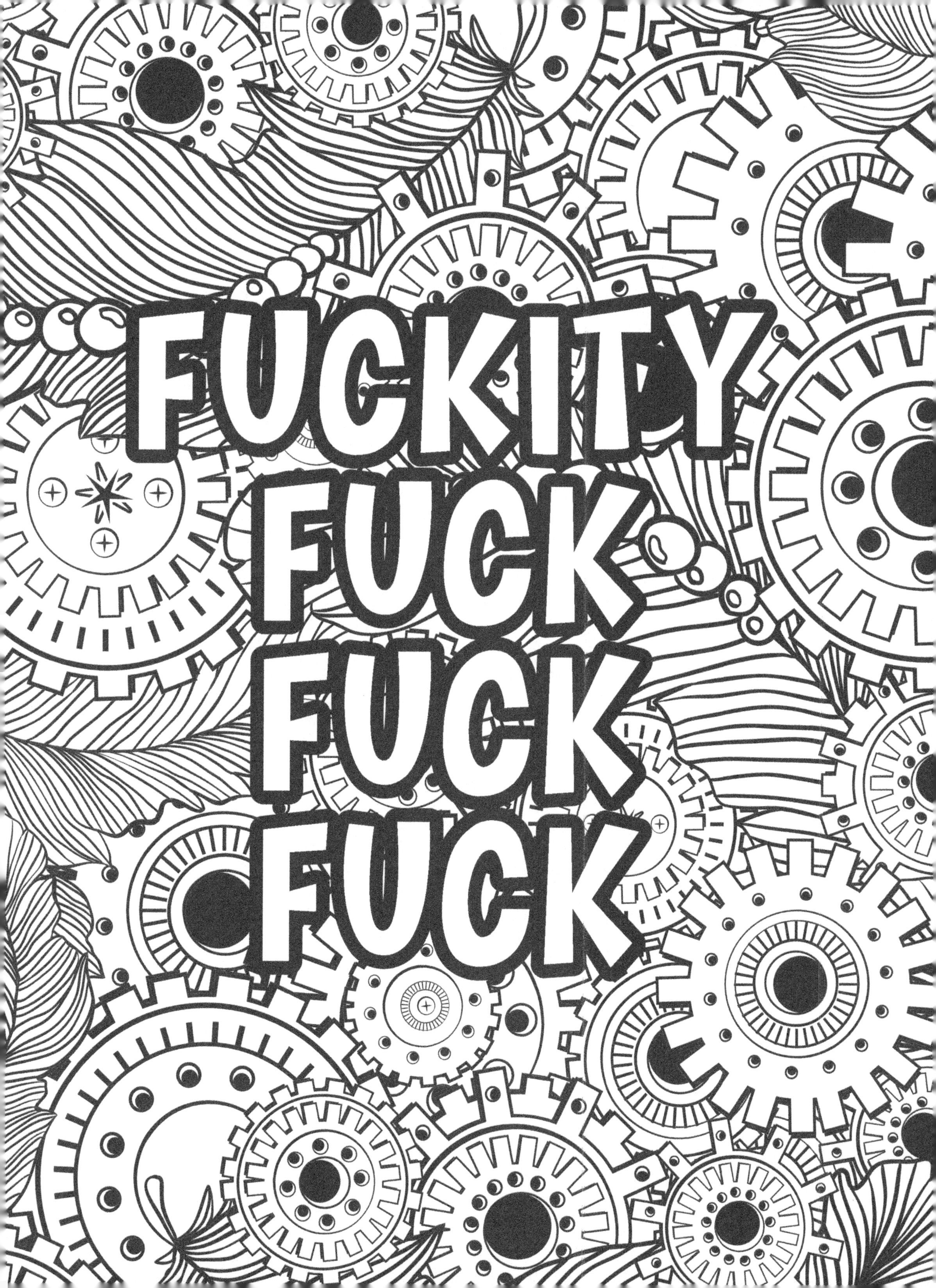
FUCKITY
FUCK
FUCK
FUCK